胃癌饮食调养

林久茂 金一顺 主编

WEIAI
YINSHI
TIAOYANG

 海峡出版发行集团 | 福建科学技术出版社

图书在版编目（CIP）数据

胃癌饮食调养 / 林久茂, 金一顺主编. -- 福州：福建科学技术出版社, 2025.6. -- ISBN 978-7-5335-7540-3

Ⅰ.R735.259

中国国家版本馆CIP数据核字第2025AN1825号

出 版 人	郭　武
责任编辑	林　栩
装帧设计	刘　丽
责任校对	林峰光

胃癌饮食调养

主　　编	林久茂　金一顺
出版发行	福建科学技术出版社
社　　址	福州市东水路76号（邮编350001）
网　　址	www.fjstp.com
经　　销	福建新华发行（集团）有限责任公司
印　　刷	福建省地质印刷厂
开　　本	700毫米×1000毫米　1/16
印　　张	10.5
字　　数	159千字
版　　次	2025年6月第1版
印　　次	2025年6月第1次印刷
书　　号	ISBN 978-7-5335-7540-3
定　　价	68.00元

书中如有印装质量问题，可直接向本社调换。
版权所有，翻印必究。

肿瘤整合防治系列科普丛书

编委名单

- **主 审**

  彭 军

- **总主编**

  陈武进　林久茂

- **副总主编**

  付海英　房文铮　金一顺　戴永美　庄小梅

- **编 委**（按姓氏笔画排序）

  卢丽莎　华杭菊　刘锦洪　陈 曦　陈妹钦
  陈碧茵　林明和　黄理明

《胃癌饮食调养》

- 编委名单

- 主　审

彭　军　福建中医药大学

- 主　编

林久茂　福建中医药大学

金一顺　福州大学附属省立医院

- 副主编

陈　曦　中国人民解放军联勤保障部队第九〇〇医院

陈武进　福建中医药大学附属人民医院

- 编　委

林明和　福建中医药大学

房文铮　福建中医药大学附属人民医院

卢丽莎　福建中医药大学附属人民医院

陈碧茵　福建中医药大学附属第三人民医院

戴永美　福州大学附属省立医院

刘锦洪　福建中医药大学

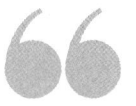

自 序

胃癌,这一全球范围内普遍存在的恶性肿瘤,不仅对患者的身体健康构成严重威胁,也给患者及其家庭带来了巨大的压力。营养与饮食在胃癌患者的治疗和康复过程中扮演着至关重要的角色,本书不仅汇集了丰富的中医食疗知识,还融入了现代营养学的研究成果,深入探讨了饮食调理对胃癌辅助治疗和提高患者生活质量的重要性。本书详细解析胃癌的基础知识和科学的营养管理理论,提供实用的食疗方案,并指出了常见的饮食误区,帮助胃癌患者在医学治疗的同时调整饮食习惯和营养摄入,以达到辅助治疗、有效改善病情及提高生活质量的目的。

作为长期致力于肿瘤临床与基础研究的医生,我们深刻认识到脾胃健康在癌症治疗中的核心地位。中医理论中,脾胃被称为"后天之本",是人体能量转化和营养吸收的关键,也是维持健康和抵御疾病的基础。脾胃的健康状态直接影响着身体的免疫力和对抗肿瘤的能力。在临床实践中,我们观察到脾胃功能良好的患者也往往能够更好地承受治疗带来的副作用,并在康复过程中取得更顺利的进展。在编写本书的过程中,我们始终坚持一个信念:恢复和强化脾胃的健康状态,不仅能够提高患者的生活质量,还能够有效辅助传统的癌症治疗，实现对肿瘤的"全面抗击"。

本书的编写得到了中国中西医结合学会科研院所工作委员会、福建省中医药学会肿瘤分会、福建省抗癌协会中西医整合肿瘤专业委员会的宝贵指导。本书力求内容科学实用，以确保读者能够获取可靠和有用的信息。同时，我们建议，读者在应用书中食疗方案时，应结合自身的实际情况和医生的建议，科学合理地调整饮食。最后，我们衷心希望本书能为广大胃癌患者及其家属提供有益的帮助和指导，陪伴每一位患者走过治疗和康复的艰难道路，迈向更加健康的未来。

本书编委会

2025 年 2 月

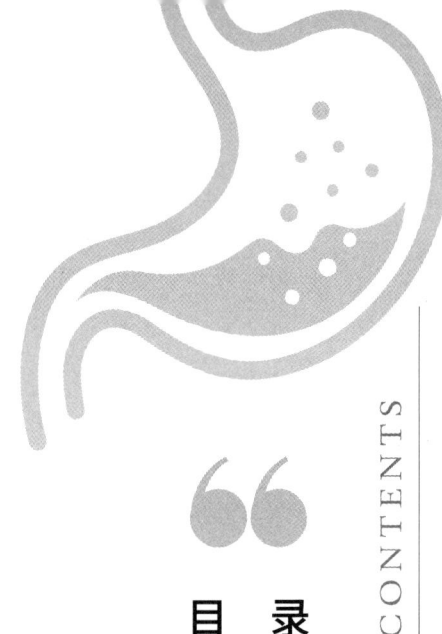

目录

第一章 · 胃癌基础知识

第一节　胃癌的定义 3
第二节　胃癌的分型 4
第三节　胃腺癌的主要病理类型 6
第四节　胃癌的主要病因和风险因素 8
第五节　胃癌的早期临床表现 10
第六节　胃癌的诊查手段 11
第七节　胃癌的治疗方法 13
第八节　胃癌西医治疗的局限性 15

第二章 · 中医对胃癌的认识

第一节　胃癌的中医病因病机 19
第二节　脾胃的功能及其与其他脏腑的关系 23
第三节　中医对胃癌的治疗作用 27
第四节　中医治疗胃癌的方法 29

第五节　脾胃功能失调与胃癌的相关性 31
第六节　脾胃不和对身体健康的影响 33
第七节　调理脾胃功能在胃癌治疗中的应用 36
第八节　中医药对胃癌患者食欲缺乏的调理 37

第三章 · 抗胃癌营养素

第一节　基本营养素及其作用 43
第二节　营养素与胃癌 47
第三节　胃癌治疗中的抗癌营养素 48
第四节　客观看待营养素的作用 58
第五节　膳食的合理搭配 59

第四章 · 胃癌患者的营养支持

第一节　胃癌对机体营养状态的影响 63
第二节　抗肿瘤治疗带来的营养障碍 66
第三节　胃癌患者营养管理的重要性 68
第四节　胃癌患者营养支持的原则 69
第五节　胃癌患者营养支持的途径与方法 71
第六节　全胃肠外营养在胃癌治疗中面临的问题 76
第七节　早期肠内营养治疗 78

第五章 · 饮食调养对胃癌的预防与治疗

第一节　胃癌饮食建议 83
第二节　预防胃癌的食物 91
第三节　食品卫生与安全的重要性 101
第四节　胃癌术后的饮食调养建议 102
第五节　胃癌化疗期间的饮食调养建议 105
第六节　饮食调养实践示例 108

第六章 · 胃癌的中医食疗

第一节　中医食疗概述 113
第二节　药物和食物的寒热温凉 116
第三节　食物的五味、作用及调和方法 119
第四节　四季食疗方法 121
第五节　胃癌患者的中医食疗原则 129
第六节　健脾胃中药材概览 131
第七节　胃癌术后的药膳调理 134
第八节　胃癌化疗、放疗的药膳调理 140

第七章 · 胃癌患者的饮食误区

第一节　食疗是"减效版"的药物 149
第二节　发物一点都不能吃 150
第三节　想"饿死"癌细胞 151
第四节　盲目依赖保健品 152
第五节　吃饭只喝汤不吃肉 153
第六节　将辛辣食物列入胃癌患者食谱"黑名单" 154
第七节　认为单一食物抗癌有奇效 155

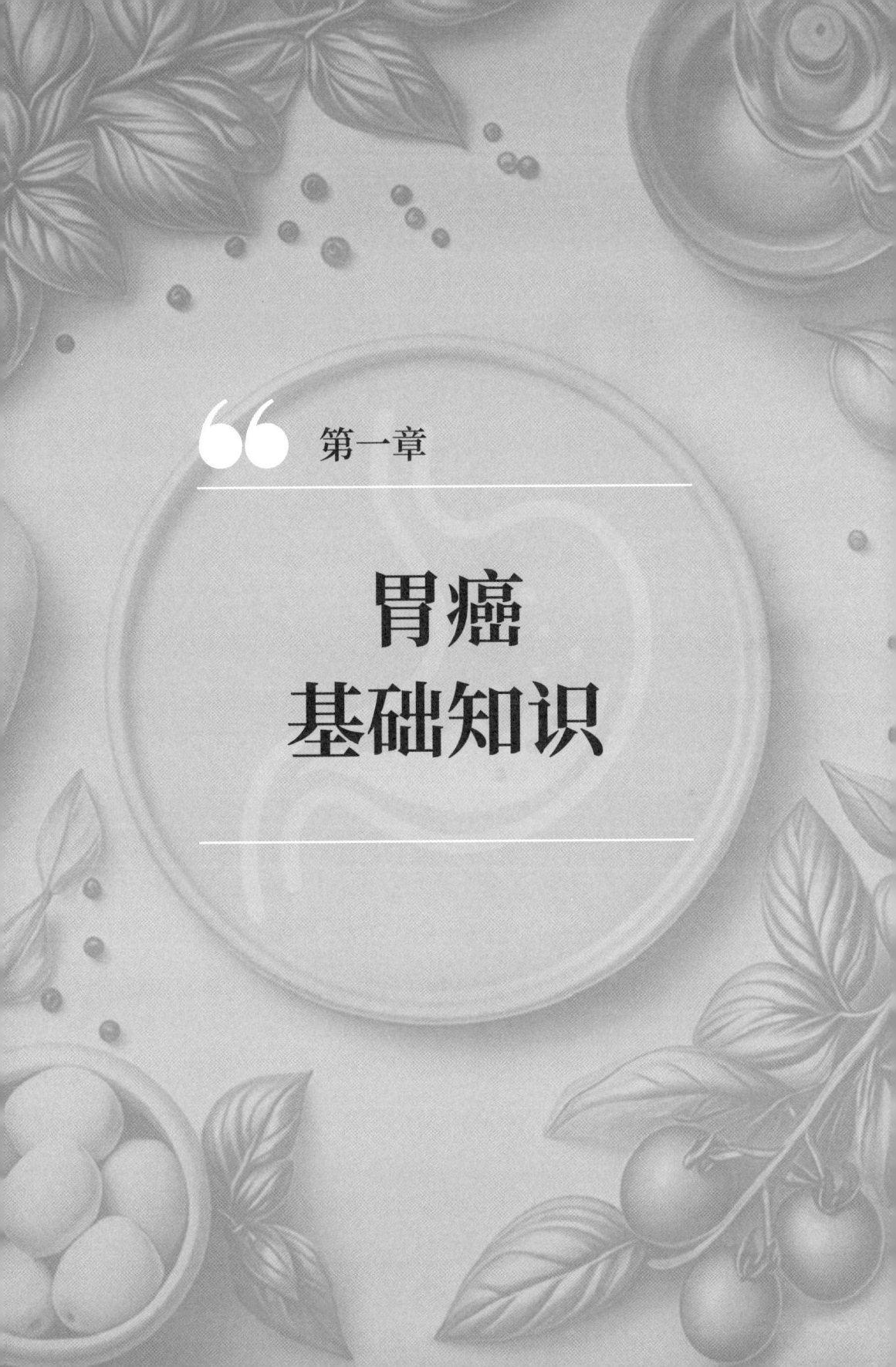

第一章

胃癌
基础知识

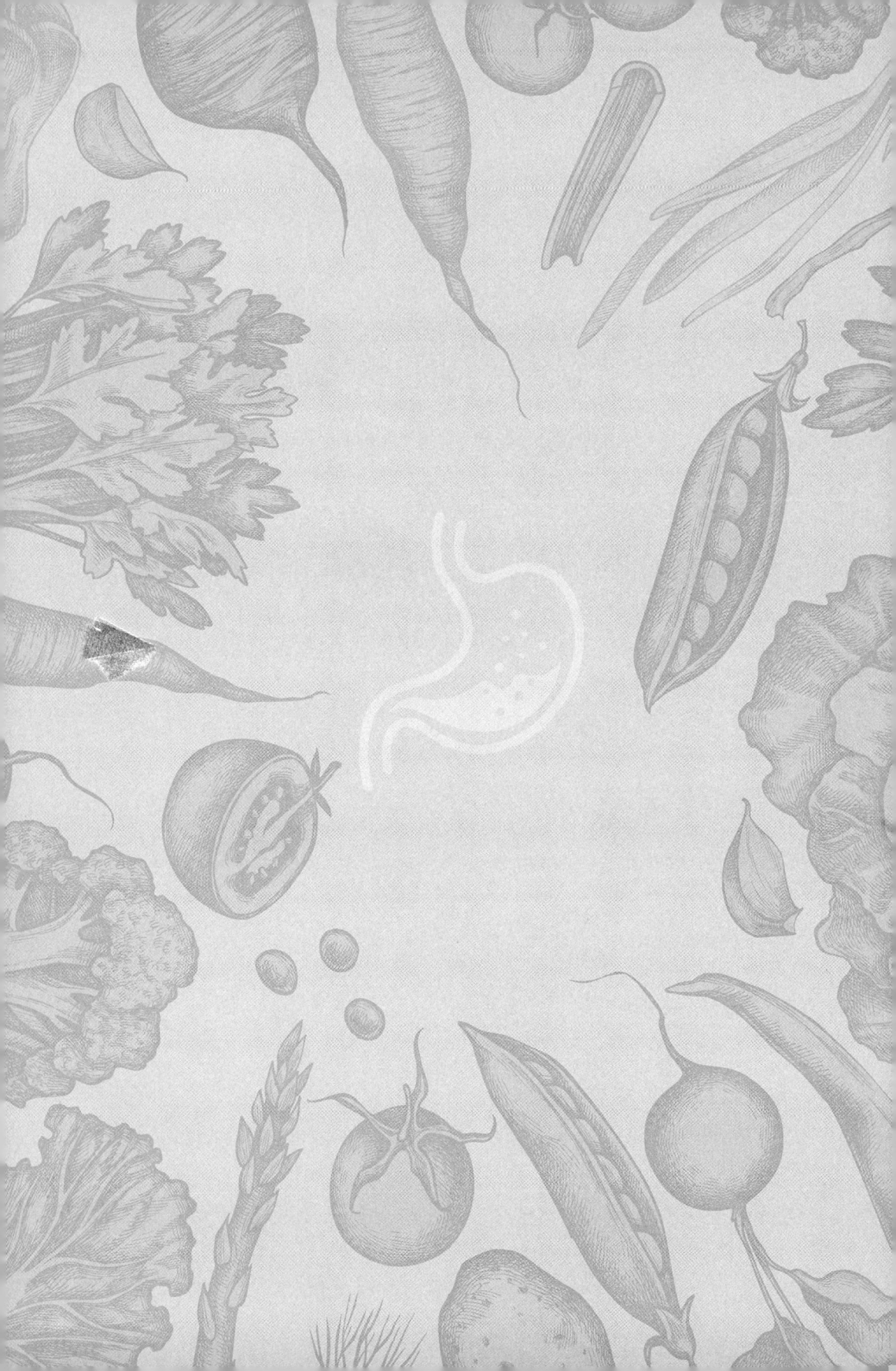

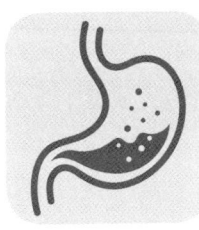

第一节

胃癌的定义

胃癌是一种起源于胃黏膜上皮细胞的恶性肿瘤,是全球范围内最常见的癌症之一。胃癌的发病有明显的地域性差异,例如在日本、中国、智利和冰岛较为常见。胃腺癌是胃癌中最常见的类型,大约 95% 的胃癌属于腺癌。在我国,早期胃癌占比很低,仅约 20%,大多数发现时已是进展期,总体 5 年生存率不足 50%。

胃癌的早期症状可能不明显,或者症状与胃炎、溃疡病等相似,通常包括上腹饱胀不适、食欲减退、嗳气、反酸、恶心、呕吐、黑便等。随着病情进展,可能会出现体重减轻、贫血、乏力等症状。胃癌的诊断通常需要通过胃镜检查及组织活检来确定。

胃癌是一种我们必须高度警觉的疾病。对于有胃病史的人而言,定期进行健康检查至关重要。只有通过早期发现和及时治疗,我们才能显著提高胃癌的治愈率。

第二节 胃癌的分型

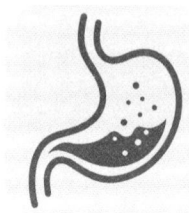

胃癌的组织病理学分型主要有 Lauren 分型和世界卫生组织（WHO）分型。Lauren 分型是一种经典的胃癌组织学分类方法，由挪威病理学家 Klaus Lauren 于 1965 年提出。这种分类方法基于胃癌的组织学形态特征，将胃癌分为三个主要类型：肠型、弥漫型和混合型。

一、肠型胃癌

肠型胃癌是 Lauren 分型中最常见的一种，其特点是肿瘤细胞呈现出类似肠道上皮的形态特征。这种类型的胃癌通常与慢性胃炎和胃黏膜萎缩有关，发展过程往往较为缓慢。肠型胃癌的肿瘤细胞排列较为规则，形成腺管状结构，类似于正常肠道的腺体结构。在中国胃癌患者中，肠型胃癌是相对常见的类型。

二、弥漫型胃癌

弥漫型胃癌的特点是肿瘤细胞弥漫性地分布在胃壁中，不形成明显的腺管结构。这种类型的胃癌通常与遗传性弥漫型胃癌综合征有关，其发展速度快，预后相对较差。弥漫型胃癌的肿瘤细胞形态多样，包括印戒细胞和多形性细胞，它们不形成固定的结构，而是在胃壁中弥漫性浸润。

三、混合型胃癌

混合型胃癌是指同时具有肠型和弥漫型特征的胃癌。这种类型的胃癌在组织学上既有肠型胃癌的腺管状结构，也有弥漫型胃癌的弥漫性浸润特征。混合型胃癌的预后和治疗反应可能介于肠型和弥漫型之间，具体取决于两种类型的比例和分布情况。

Lauren 分型在胃癌的临床治疗和预后判断中具有重要意义。研究表明，肠型胃癌和弥漫型胃癌在生物学行为、遗传背景和治疗反应上存在显著差异。肠型胃癌通常与慢性炎症相关，而弥漫型胃癌则与某些遗传综合征和较差的预后相关。因此，准确的 Lauren 分型对于制订个体化治疗方案和评估患者预后至关重要。

第三节

胃腺癌的主要病理类型

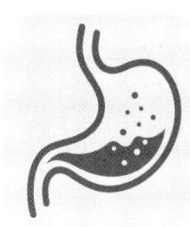

胃腺癌是胃癌中最主要的病理类型，占所有胃癌病例的95%以上。这种类型的癌症起源于胃的腺体组织，并且具有多种组织学亚型，主要有以下几种病理亚型。

一、管状腺癌

管状腺癌是胃腺癌中最常见的组织学亚型。它的特点是肿瘤细胞形成管状结构，扩张且形状不规则，类似于正常的胃腺管。在显微镜下，这些肿瘤细胞排列成腺管状，有时还伴有不同程度的异型性，即细胞形态与正常细胞相比有明显的差异。管状腺癌的预后相对较好，因为它通常生长速度较慢，且较少发生早期转移。

二、乳头状腺癌

乳头状腺癌的特点是肿瘤细胞排列成乳头状结构，这些乳头由柱状或立方上皮样的细胞构成，并形成指状突起，其中含有纤维血管轴心。这种类型的腺癌在显微镜下呈现出明显的分支状结构，类似于肠道中的绒毛。乳头状腺癌的生物学行为介于良性和恶性之间，有时可以侵犯到胃壁的深层组织。

三、混合型腺癌

混合型腺癌包含两种或两种以上不同的组织学成分，这些成分可以是管状、乳头状或其他亚型的组合。

四、低黏附性癌

低黏附性癌，也称为非印戒细胞癌，其特点是肿瘤细胞之间缺乏黏附性，细胞形态多样，类似于淋巴细胞或组织细胞。这种类型的癌细胞具有多形性，即细胞大小和形状不一，且常常侵犯到胃壁的肌层，更容易通过血液和淋巴系统发生转移，预后通常较差。

五、印戒细胞癌

印戒细胞癌是一种特殊类型的腺癌，其特点是肿瘤细胞内含有大量的黏液，使得细胞核被挤压到细胞的一侧，形似印戒。这种类型的癌细胞在胃腺癌中较为常见，且预后通常较差，因为它们具有较强的侵袭性和转移能力。

六、黏液腺癌

黏液腺癌由恶性上皮细胞和大量的细胞外黏液构成。这种类型的腺癌在显微镜下呈现出大量的黏液湖，其中散布着癌细胞。黏液腺癌的生长速度可能较慢，但由于其丰富的黏液成分，有时可以形成较大的肿瘤。

了解胃癌的病理类型对于患者的治疗和预后至关重要，每种病理类型都有其独特的生物学特性和临床表现。在精准医疗的新时代，胃癌的治疗已经不仅仅局限于传统的病理分型，分子分型和免疫分型为胃癌的治疗提供了新的机遇。特别是错配修复蛋白表达缺陷（dMMR）和 EB 病毒编码小 RNA（EBER）阳性的胃癌患者，他们可能对免疫治疗有较好的反应，这为胃癌的个体化治疗提供了重要线索。此外，人表皮生长因子受体 2（HER2）的蛋白表达状态是胃癌靶向治疗的关键，有必要在胃癌治疗中进行规范化 HER2 状态检测，以便为患者提供更精准的治疗方案。

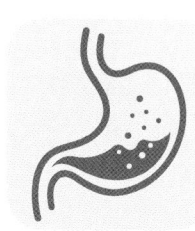

第四节

胃癌的主要病因和风险因素

胃癌的发生是一个多因素、多步骤的复杂过程，涉及遗传、环境、生活方式等多种因素。以下是一些已被广泛认可的胃癌主要病因和风险因素，了解它们对于预防和早期发现胃癌至关重要。

一、幽门螺杆菌感染

幽门螺杆菌（helicobacter pylori，Hp）感染是胃癌发生的最重要的单一风险因素。该菌种是一种螺旋形细菌，能在胃酸中生存并引起慢性胃炎。长期感染可能导致胃黏膜的萎缩、肠上皮化生和不典型增生，最终可能演变为胃癌。

二、饮食因素

（1）高盐饮食。长期摄入过量的盐分与胃癌的发生有关，高盐饮食可能损害胃黏膜，增加胃癌的风险。

（2）腌制食品。腌制食品中的亚硝酸盐被认为可以转化为致癌物质，长期摄入可能增加胃癌的风险。

（3）缺乏蔬果。新鲜蔬菜和水果中富含的维生素 C 和其他抗氧化剂可能具有抗癌作用。饮食中长期缺乏这些食物会增加胃癌的风险。

三、吸烟

吸烟与多种癌症的发生有关，包括胃癌。吸烟会加剧胃黏膜的炎症，增加胃癌的风险。

四、家族史和遗传因素

家族中有胃癌病史的个体，或者家族里有遗传性疾病，如遗传性弥漫性胃癌和林奇综合征，又称"遗传性非息肉病性结直肠癌"（Lynch 综合征）等，其发生胃癌的风险比普通人群高。

五、慢性胃炎和胃黏膜萎缩

长期的慢性胃炎，尤其是萎缩性胃炎，被认为是胃癌的前驱病变。胃黏膜萎缩，减少了胃壁的保护层，会增加患胃癌的风险。

六、长期大量饮酒

长期大量饮酒可能导致胃黏膜的直接损伤，增加患胃癌的风险。

七、胃部手术史

胃部手术，尤其是因为溃疡病进行的胃部部分切除术，可能改变胃内环境，增加患胃癌的风险。

胃癌的形成是多因素共同作用的结果。改变生活方式，如戒烟、减少高盐和腌制食品的摄入、增加蔬果的摄入、控制饮酒量，以及及时治疗幽门螺杆菌感染，都是降低罹患胃癌风险的有效措施。对于有家族史或其他高风险因素的个体，定期进行胃部检查也是非常重要的。

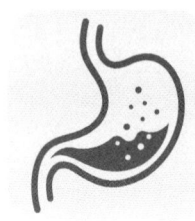

第五节 胃癌的早期临床表现

早期胃癌的症状可能比较轻微或者不明显,这也是为什么胃癌往往在晚期才被发现的原因之一。不过,还是有一些信号可能提示胃部的异常,包括但不限于以下几种。

(1)消化不良。包括胃部不适、胀气或饱胀感,尤其是在进食后。

(2)食欲减退。对食物失去兴趣,或者食量明显减少。

(3)体重下降。在没有刻意减肥的情况下,体重无缘无故下降。

(4)恶心和呕吐。可能会感到恶心,或者出现呕吐,尤其是进食后。

(5)上腹部疼痛或不适。可能会感到持续的或间歇性的上腹部疼痛。

(6)黑色粪便。如果胃癌导致胃出血,粪便可能会变黑。

(7)贫血。胃癌可能导致慢性出血,从而引起贫血,表现为疲劳、虚弱或皮肤苍白。

(8)嗳气。经常嗳气,尤其是进食后。

(9)反酸。胃酸反流到食管,可能会引起烧心感或咽部灼热感。

(10)吞咽困难。如果胃癌位于胃的上部,可能会影响食物的通过。

需要注意的是,这些症状也可能是其他较常见胃部疾病的表现,如胃炎、胃溃疡等。因此,如果出现上述症状,尤其是持续存在或逐渐加重的情况,应及时就医进行检查。早期诊断和治疗对于提高胃癌患者的生存率至关重要。

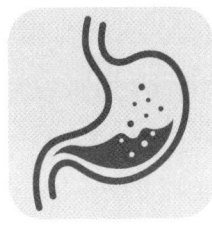

第六节 胃癌的诊查手段

胃癌的确诊是一个多步骤的过程，主要依赖于内镜检查和镜下组织活检，同时辅以多种检查手段以确保诊断的准确性和全面性。

一、内镜检查（胃镜）

胃镜检查是诊断胃癌的金标准。通过这项技术，医生能够直接观察胃黏膜的细微变化，并在可疑区域进行精准活检，获取组织样本进行病理学分析，不仅提高了诊断的准确性，也为后续治疗提供了重要依据。

二、钡餐 X 线检查

钡餐 X 线检查是通过口服含钡的造影剂，利用 X 线成像技术来观察胃的形态和功能。尽管在早期胃癌的诊断上不如胃镜直观，但对于不能接受胃镜检查的患者，钡餐检查提供了另一种有效的诊断途径。

三、超声内镜检查术

超声内镜检查术（EUS）结合了内镜的直观观察和超声的深层探测能力，能够详细评估胃壁的各层结构以及周围淋巴结的状况。这一技术对于胃癌的精确分期和个性化治疗计划的制订有重要作用。

四、计算机断层扫描（CT）和磁共振成像（MRI）

CT 和 MRI 作为影像学检查的重要手段，能够帮助医生评估胃癌的侵犯范围和判断远处转移的可能性。这些检查对于胃癌的准确分期和预后判断具有不可替代的价值。

五、生物标志物检测

血清学检查中的癌胚抗原（CEA）、糖类抗原 199（CA 199）等生物标志物，虽然不具备高度特异性，但在监测疾病进展和评估预后方面提供了一定的参考。这些指标的动态变化有助于指导治疗决策和评估治疗效果。

六、正电子发射计算机断层扫描（PET-CT）

正电子发射断层扫描（PET）结合计算机断层扫描（CT）是一种高度敏感的影像学检查方法，它能够揭示胃癌及其转移癌的代谢活性。尽管 PET-CT 成本较高，但在特定情况下，如评估复杂或难以诊断的病例时，它有着无可替代的诊断优势。

在确诊胃癌后，医生将综合考虑临床表现、病理学结果和肿瘤分期信息，制订出针对性的个体化治疗计划。治疗方法包括手术、化学疗法（化疗）、放射疗法（放疗）等多种治疗手段，以期达到最佳的治疗效果和生活质量。

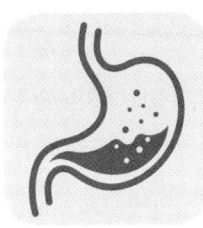

第七节 胃癌的治疗方法

西医治疗胃癌的方法多种多样，包括但不限于手术治疗、化疗、放疗、靶向治疗和免疫治疗。这些治疗方法可以单独应用，也可以综合运用，具体取决于胃癌的分子分型、临床分期以及患者的整体健康状况。以下是西医治疗胃癌的几种主要方法。

一、手术治疗

手术治疗是胃癌，尤其是早期胃癌的首选治疗方法。手术的目的在于彻底切除肿瘤及其可能累及的周围淋巴结，以期达到根治目的。根据肿瘤的位置、大小和扩散情况，手术包括部分胃切除术或全胃切除术，并可能伴随邻近组织或器官的切除。

二、化疗

化疗是通过使用抗癌药物来消灭或抑制癌细胞的生长。它既可以作为术前术后的辅助治疗手段，以降低复发风险（辅助化疗），也可以用于晚期胃癌患者，以控制疾病进展和缓解症状（姑息化疗）。化疗药物可以通过静脉注射或口服方式给药，但可能会带来一些副作用，如恶心、呕吐、脱发等。

三、放疗

放疗是利用高能辐射来破坏癌细胞的脱氧核糖核酸（DNA），从而杀死癌细胞或抑制其增殖。放疗通常作为手术的补充手段，特别适用于那些肿瘤不能完全切除或存在高复发风险的患者。放疗可能会引起一些副作用，包括皮肤红肿、疲劳等。

四、靶向治疗和免疫治疗

随着对胃癌分子生物学特性的深入了解,一系列针对特定分子靶点的靶向治疗药物和免疫治疗药物应运而生,为胃癌治疗开辟了新的道路。靶向治疗和免疫治疗能够更精准地攻击癌细胞,同时减少对正常细胞的损害。然而,这些治疗的有效性可能受到肿瘤特定基因突变和免疫微环境的影响。

在确诊胃癌后,医生会根据肿瘤的特性、患者的健康状况以及个体化需求,制订一个综合治疗方案。这个方案旨在最大化治疗效果,同时最小化患者的不适和副作用,以期提高患者的生存质量和延长生存期。

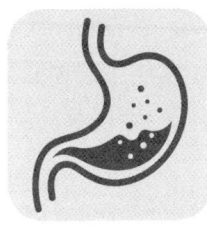

第八节 胃癌西医治疗的局限性

靶向治疗和免疫治疗为胃癌治疗带来了新的希望，但这些方法并不适用于所有患者。胃癌的高度异质性意味着，即使患者肿瘤表达特定的分子靶点，治疗的效果也可能受到肿瘤微环境、遗传背景等多种因素的影响。此外，靶向治疗和免疫治疗的高昂费用也限制了它们的普及，受到地区经济和患者支付能力的限制。因此，尽管西医治疗胃癌的方法在控制疾病进展和延长患者生存期方面取得了显著成效，但这些治疗手段并非完美无缺。它们存在的局限性可能会影响治疗决策和患者的生活质量。

一、副作用

化疗和放疗作为常用的治疗手段，可能会引发一系列副作用，包括恶心、呕吐、脱发、口腔溃疡、乏力、骨髓抑制以及免疫系统功能下降等，这些副作用严重降低了患者的生活质量。对于体质较弱的患者，副作用可能加剧病情，有时甚至导致不得不暂停治疗。

二、复发和转移风险

即使通过手术成功切除了原发肿瘤，胃癌患者依然面临复发和转移的威胁。胃癌复发可能发生在胃部的残留组织，也可能在肝脏、腹膜、肺部等远处器官，这增加了治疗的复杂性，并可能降低治疗效果。

三、耐药性

长期进行化疗可能导致癌细胞对药物产生耐药性，这不仅会减弱化疗的效力，还可能迫使对治疗方案进行调整，增加治疗的难度和经济成本。

总之，西医在治疗胃癌上虽取得了进展，但上述局限性提醒我们在选择治疗方案时，必须全面考虑患者的具体情况，包括疾病的分期、患者的体质、经济状况以及个人治疗选择。治疗过程中可能出现的问题，如副作用的管理、耐药性的应对以及治疗策略的个性化调整，仍是胃癌治疗研究中亟待解决的课题。

因此，在临床实践中，医生需要根据患者的具体情况制订个性化的治疗方案，并在治疗过程中密切监测病情变化和副作用，以期在保证治疗效果的同时，最大程度地提升患者的生活质量。

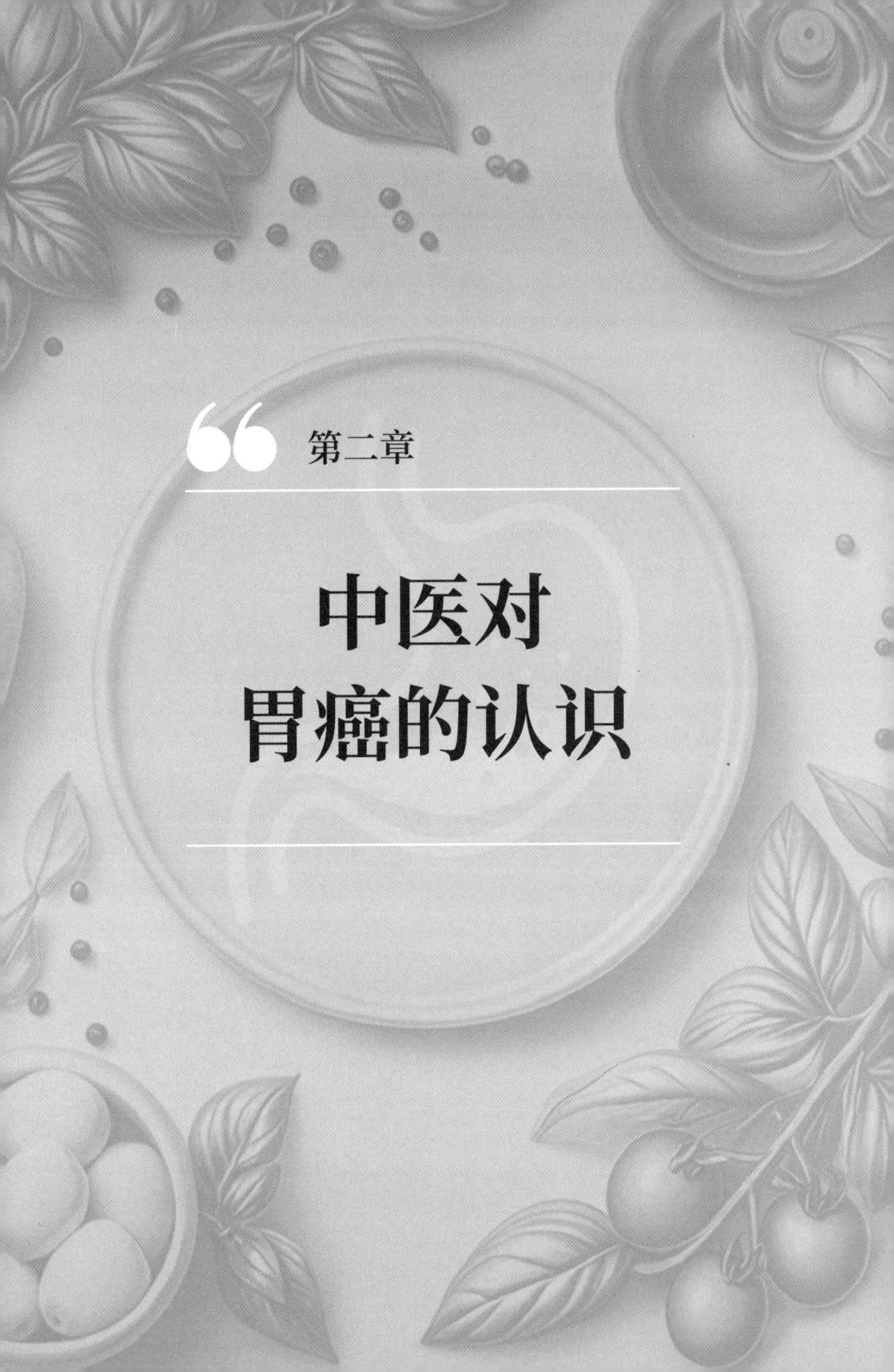

第二章

中医对胃癌的认识

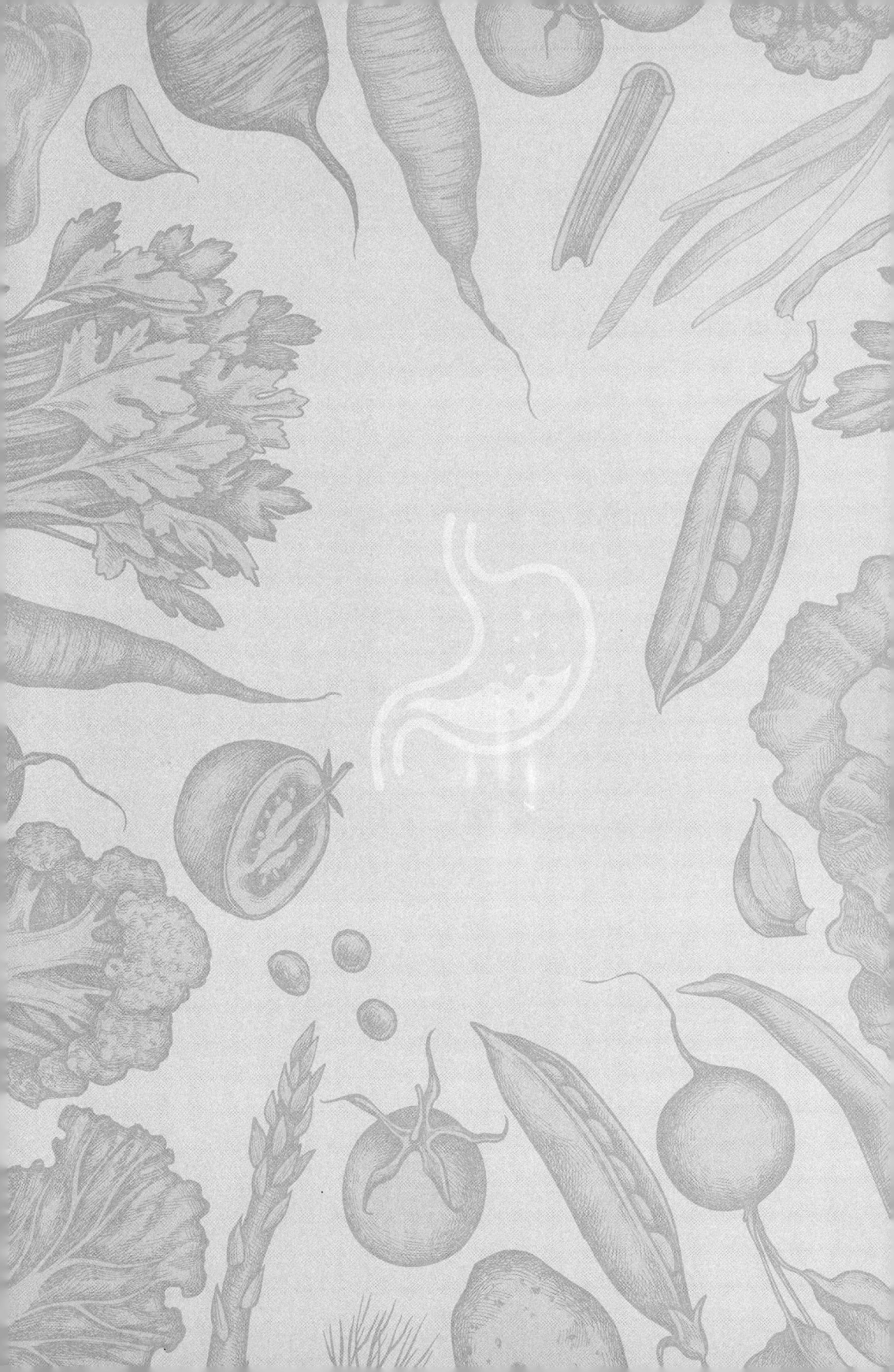

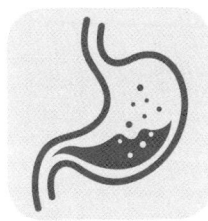

第一节 胃癌的中医病因病机

一、病因

中医用一种整体观来看待人体的健康和疾病，强调人体内环境的平衡、气血运行的顺畅以及脏腑功能的和谐。中医认为胃癌属"积聚"或"癥瘕"等范畴，其发生不是一朝一夕间形成，而是由多种内外因素共同作用的结果。其中，"情志不舒""饮食不节"和"外感六淫"是导致胃癌的主要原因。情绪波动、饮食不当和环境变化影响人体的气机运行，导致脾胃功能失调，气血阻滞，从而形成病变。

（1）情志不舒。长期的情绪压抑、忧虑、愤怒、悲伤等情绪波动，尤其是忧郁、思虑过度，会直接影响到脾胃的功能，导致气机紊乱，气滞血瘀，从而形成"积聚"。

（2）饮食不节、过度饮食、偏食、饮食不定时等不良饮食习惯，会直接损伤脾胃，导致湿热内蕴，痰湿内阻，形成病理基础。

（3）外感六淫。中医认为外界自然环境的变化（风、寒、暑、湿、燥、火）也会影响到人体，会伤及脾胃，造成气血运行不畅。

现代中医在继承传统理论的基础上，更加注重与现代医学的结合，对胃癌的病因、病机进行了更深入的探讨，认为胃癌的形成除了上述传统因素外，还与遗传、环境污染、生活习惯等有密切关系，更强调在治疗上采取整体调治与局部治疗相结合的方法，通过调和脾胃、疏肝解郁、化痰散结等方式，既对症治疗，又标本兼治，以期达到延缓病情进展、提高生活质量的目的。

二、病机

从中医的角度来看，胃癌的发病机理主要涉及以下几个方面。

(一）情志内伤

中医认为情绪对人的健康影响极大。情志内伤会导致气滞血瘀，长期的情绪抑郁、忧愁、恐惧、愤怒等负面情绪会使气机阻滞，气滞又影响脾胃的运化功能，时间长了则会形成病变。

（二）饮食不节

饮食习惯在中医理论中占据重要地位，不合理的饮食习惯如暴饮暴食、饮食不定时、偏食冷热、饮食油腻厚味等，都会直接伤害脾胃，导致脾胃湿热、痰湿内生，久而久之会导致脾胃功能紊乱，形成湿热蕴结或痰湿凝聚，这是中医认为胃癌发生的重要原因之一。

（三）脾胃湿热

脾胃湿热是中医理论中对某些胃病的一个病理描述。湿热来源于饮食不节、情志不舒等原因，湿为阴邪，热为阳邪，湿热夹杂，长期蕴结于脾胃，不仅损伤脾胃之气，阻碍气血运行，更会形成湿热内蕴、瘀血内阻，损伤胃络，导致胃气不宁失和，胃腑功能失常，久而久之形成癥瘕或积聚。

（四）脾胃虚弱

脾胃为人体的仓廪之官，负责食物的暂时存储和消化，是人体气血生化之源。长期的情志不舒、饮食不节等原因，会导致脾胃功能受损，脾胃虚弱则运化无力，湿浊停滞，随着时间的推移，形成内生的痰湿、瘀血，终致癌变。

综上所述，中医认为胃癌的发生是多因素、多环节、长期积累的结果，涉及情志、饮食、脾胃等多个方面，其核心是气滞、血瘀、湿热、痰湿和脾胃虚弱等病机。因此，在预防和治疗胃癌时，中医注重调和脾胃、疏肝解郁、化痰散结、清热利湿等，力求从根本上调整和恢复脾胃功能，防治胃癌。

三、常见证型

（一）瘀血阻络型

长期的情绪抑郁、饮食不节可导致气滞血瘀。气，按中医理论，是人体内推动血液循环和器官功能正常运作的动力；血瘀则是指血液循环受阻，在某些部位形成瘀积。

情绪长期不佳，如抑郁、压力过大，会影响到气的正常运行，使气机郁结；同样，不规律的饮食习惯、过食油腻、辛辣食物会伤及脾胃，导致脾胃功能失调，进而影响到气血的正常运行。当气滞血瘀现象发生时，血液在体内不能正常运行，长时间堆积在胃脘部位，就可能导致局部组织发生病理性变化，形成肿块，久而久之可能转变为胃癌。

中医通过调理气血，疏通血瘀，使气血流畅，从而达到治疗胃病、预防胃癌的目的。因此，在生活中，保持良好的情绪状态，合理饮食，对维护脾胃健康、预防胃癌有着重要意义。

（二）湿热蕴结型

在中医理论中，湿热是体内两种病理因素湿和热的结合，它们可以由不合理的饮食习惯引起，比如过食辛辣、油腻或燥热的食物。

湿是指体内的水液代谢失常，导致水液停滞积聚形成的一种病理产物。湿邪可以使人体感到身体沉重、黏腻、不舒服等。可以想象，潮湿的日子，空气中充满了水汽，衣服难以干透，整个身体感觉黏腻不适。同理，我们体内的湿邪盛，内部环境闷湿，影响了身体的正常功能，人就会感到沉重和困顿。

热是体内热量过剩，表现为口干舌燥、大便干燥、面红、便秘等热性症状。正如同炎热的夏日中午，太阳高照，炙烤得人汗流浃背，口渴难耐，热量过剩，造成了身体的不适和各种热性症状。

当湿与热在脾胃中长时间积累，形成湿热之邪，就会损伤脾胃的功能，导致脾胃积热，久而久之，湿热蕴结不散，转化为毒邪，损伤胃络，最终可能导致胃部病变。

中医通常采用清热利湿、解毒散结的方法，通过调整饮食、服用清热利湿的中药等方式，调和脾胃，消除湿热，来预防和治疗湿热蕴结型胃癌。生活中，保持合理的饮食习惯，避免过食辛辣、油腻食物，不仅有利于脾胃健康，也有助于预防胃病和胃癌的发生。

（三）阴虚火旺型

长期的疾病耗伤、情绪不畅或年老体弱导致阴液亏损，内生虚火，火旺伤胃，形成肿瘤。如同一个水库的水量不足，而水坝上方的太阳过度暴晒，正常情况下，水库中的水足以调节温度，维持环境的凉爽，但当水量严重不足，无法对抗强烈的阳光时，水坝及周围环境的温度就会急剧升高，导致干旱和炎热。同理，在人体内，阴液相当于滋润和冷却身体内部的"水"，而阳气则像是温暖和激发生机的"太阳"。正常状态下，阴阳之间相互平衡，维持着身体的健康状态。然而，当阴液（身体内的水分和润滑物质）因长期疾病耗损、情绪波动或衰老等原因而大量亏损时，就会出现"阴虚火旺"的状况，即身体内部的"水"不足以平衡"火"的热量，导致内部环境过热。

这种状况会使身体出现口干舌燥、面红潮热、夜间盗汗、大便干结等症状。在胃部，这种内热会损伤胃黏膜，久而久之可能诱发肿瘤的形成。简而言之，就像一片干旱的土地容易出现裂缝一样，阴虚火旺使得胃部环境变得干燥、炎热，最终可能导致病变和肿瘤的形成。

瘀血阻络型、湿热蕴结型、阴虚火旺型这三种证型的产生，本质上都与脾胃的功能失衡有着密切关系。

除了瘀血阻络型、湿热蕴结型、阴虚火旺型之外，胃癌的形成还可能涉及其他中医辨证类型。这些类型反映了中医理论中病因病机的多样性和复杂性。例如，脾胃虚弱型，是长期饮食不当或过度劳累导致脾胃功能衰弱，消化吸收能力变差，进而影响胃部健康，为胃癌发生、发展提供了土壤；寒湿困脾型则是体内寒湿之邪困扰脾胃，影响气机运行，长此以往也可能为胃癌的发生埋下隐患。

在中医理论中，脾胃为"后天之本"，是人体健康的基石。脾主运化，负责食物的消化吸收，转化为气血和精微，供养全身；胃则为"水谷之海"，贮存所食，是食物消化的主要场所。脾胃的健康状态直接影响到身体的营养供给和内环境的平衡。

因此，维护脾胃健康，促进其正常的功能发挥，是预防和辅助治疗胃癌的重要措施。通过调整饮食习惯、合理饮食、避免情志内伤等方式来增强脾胃功能，一来可以减少胃癌的发生风险，体现中医理论中"治未病"的预防健康理念；二来可以帮助已经罹患胃癌者在治疗过程中更好地恢复健康，提高生活质量。

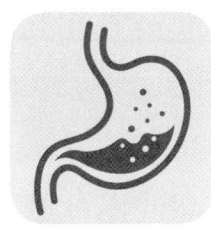

第二节 脾胃的功能及其与其他脏腑的关系

在中医理论中，脾胃的健康不仅仅是个体健康的基石，更是维系生命活力与整体平衡的核心。脾胃为"后天之本"，在五脏六腑的系统中占据了极其重要的地位。脾象征着生命的中心和稳固的根基，它与季节的更替、方位的变化联系紧密，深刻体现了中医"天人合一"中医哲学——人体健康与自然界是不可分割的。胃为"水谷之海"，负责接纳和初步加工外界的营养，为脾的运化提供前提。脾胃共同承担着将食物转化为气血和精微的重要任务，这一过程不仅关乎个体的生存和发展，更是维系身体各系统平衡的关键。脾的升清功能与胃的降浊功能形成完美配合，确保了人体内环境的稳定和营养物质的有效利用。因此，脾胃的健康直接关系到人体的免疫力、疾病抵抗力以及恢复力。在中医的治疗和养生实践中，调养脾胃，保证其功能正常，不仅是治疗各种疾病的基础，更是保证生命活力、实现长寿的重要途径。

一、后天之本——脾胃

（一）脾的功能

（1）脾主运化。脾是人体的主要消化器官，负责食物的消化吸收。中医认为，脾能够将食物转化为精微物质（气血），供养全身。

（2）脾主升清。脾气向上运送精微物质，将营养物质送至肺，转化为气血。这一功能保证了人体各组织器官的正常营养供给。

（3）脾开窍于口。脾的健康直接影响口味和食欲。脾好，则五味得中，食欲旺盛；脾弱，则口味淡漠或失衡，食欲不振。

（4）脾统血。脾有固摄血液的功能，保证血液在血脉中正常流动，不外溢。

（5）脾主肌肉。脾还负责维持肌肉的正常功能。脾主运化水谷精微和津液，以化生气血，并将其输送布散到全身各处之肌肉中去，以供应肌肉的营养，保证肌肉活动有充足能量，使肌肉发达丰满，壮实有力。若脾的运化功能失职，肌肉失去滋养，则肌肉逐渐消瘦，甚则痿软松弛。

● (二) 胃的功能

（1）胃为水谷之海。胃是接收和初步腐熟食物的器官。中医认为，胃负责储存食物，通过其腐熟功能，使食物软化，便于脾来运化。

（2）胃主降浊。胃气向下，能够将"浊气"下输到小肠，进一步分离清浊，这一过程是后续吸收和排泄的基础。

脾胃相依，脾的运化功能依赖于胃的腐熟作用；而胃的健康消化功能，也需要脾气的升清作用来支持。脾胃之于人体，犹如根之于树，是滋养生命、维持生长的基础。脾胃健康，则后天得以充实，体质强健；脾胃不和，则后天失养，易生各种疾病。

● 二、脾胃与其他脏腑的关系

脾胃的运化功能还会影响到其他脏腑。例如，脾胃不和可能导致肝气郁结、肺气不宣、肾气不足等问题。

（1）脾与心。脾运化出的气血是心的营养来源，让心脏得以维持其正常的跳动和血液循环。同时，心志影响脾运，心的忧思情绪会损伤脾气，影响脾的运化功能，进而影响气血的生成。

（2）脾与肝。脾与肝的关系体现在中医所说的"脾主升，肝主疏泄"。脾的健康运化能够提供充足的气血，供给肝脏，而肝的疏泄功能能够保障气机的畅通，反过来也促进脾气的升发。如果肝气郁结，会影响脾的运化，导致食物消化吸收不良。

（3）脾与肾。脾与肾的关系主要体现在"脾主运化，肾主封藏"。脾将食物转化为精微，肾则负责接纳这些精微，转化为肾精进行储存封藏，支撑人体的生长发育和生殖功能。如果脾功能不足，无法提供足够的精微给肾，会影响到肾功能的正常运转。

（4）脾与肺。脾胃的健康会直接影响到肺的功能。脾升清气至肺，与天然之气相交换，形成人体的防御系统，脾气不足会影响到肺的正常功能，导致呼吸功能受损。肺的肃降作用又能促进脾气的升发，两者相辅相成，共同维持呼吸功能和气血的正常循环。

三、脾的升清与胃的降浊功能

在中医理论中，脾主升清和胃主降浊是脾胃的两大重要功能。

脾主升清是脾的生理功能之一，主要指脾能够将消化后的营养精华（清气）向上输送到肺和心，供全身使用。这一过程保证了气血的生成和循环，维持生命活动。只有当脾将食物精华升发到全身，气血才能生化充足，保证身体的各种生理需求。脾将清气升至肺，与肺中的天然之气相交换，然后输布全身，这一过程促进了脏腑之间的相互作用和协调，保持身体机能正常运转。良好的升清功能是维持身体免疫力和抗病能力的关键。充足的气血能够滋养身体，抵抗外邪侵袭。

胃主降浊指的是胃负责将消化后的食糜（包括未被吸收的残渣和浊气）向下传输到小肠的功能。这一过程确保了食物残渣的正常排出，维护消化系统的健康，保持消化系统的清洁，预防食物残渣在胃中滞留引发胃胀、消化不良等。通过胃的降浊作用，营养物质可以在小肠中被吸收，而废物则通过大肠排出体外，保证了身体的正常代谢。

胃的降浊与脾的升清相辅相成，共同维持了人体内环境的稳定和气血的正常循环。脾胃在人体中的互补和平衡作用，是中医调治脾胃疾病的重要理论依据。脾胃的健康状态直接影响人体的后天之本。脾胃功能良好，人体就能得到充足的营养，体质强健；反之，脾胃功能失调，人体就会失去后天的滋养，容易引发各种疾病。

四、脾胃健康与身体健康的关系

在中医的理论体系中，被称为"后天之本"的脾胃不仅是消化和吸收食物营养的主要器官，还是气血生化的根本，直接关系到人体的免疫力、疾病防御能力以及恢复能力。

脾胃的健康直接影响到食物的消化吸收过程。如果脾胃功能失调，如脾虚不能运化，或胃热导致消化不良，都会影响到营养的吸收，进而影响到全身的营养供给和健康状态。

充足的气血是维持生命活动和健康的基础。脾将食物精华转化为气血，胃则提供了这一转化过程所需的原料。如果脾胃功能不佳，会导致气血生化不足，从而身体虚弱，易受外邪侵袭，增加生病的风险，可能出现面色苍白、乏力、头晕、免疫力下降等问题。

　　长期的情绪波动，尤其是忧思、焦虑等，会损伤脾胃，导致其功能失调。而脾胃不和也会反过来影响情绪，形成一个恶性循环。中医认为，脾主思，情绪波动会影响脾胃的功能。长期的压力和焦虑会导致脾胃失调，出现腹胀、腹泻等症状。因此，保持良好的情绪状态，有助于脾胃的健康，从而促进身体的整体健康。

　　总之，脾胃的健康与身体的整体健康息息相关。通过合理的饮食、良好的情绪管理以及适当的生活方式，我们可以有效维护脾胃的功能，从而促进身体的健康。关注脾胃，才能更好地享受生活。

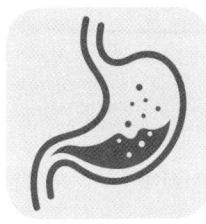

第三节

中医对胃癌的治疗作用

中医在胃癌治疗领域的应用,不仅为患者提供了一个全方位的治疗方案,更在减轻副作用、提高生活质量、延长生存期等方面表现出独特的价值。尤其是从中医的视角出发,注重改善患者的后天之本——脾胃和消化功能,对于胃癌患者的治疗和康复尤为关键。

一、减轻西医治疗的副作用

通过中药、针灸和食疗等方式,能有效缓解化疗和放疗等西医治疗所引起的各种副作用。例如,中药配方四君子汤能健脾益气,减轻因西医治疗导致的乏力和消化不良;针灸治疗刺激内关和足三里穴,能有效减轻恶心和呕吐。这些方法通过调整患者的内在体质和功能,帮助患者更好地进行西医治疗,减少副作用的发生。

二、提高生活质量

良好的脾胃功能是确保营养充分吸收和能量有效转换的基础,对于维持正常的生理活动、提升身体和精神状态至关重要。通过推荐符合患者体质和病情的食物,如山药、薏苡仁和黑木耳等,既满足营养需求,又符合健脾利湿的治疗原则。通过对脾胃功能的改善,帮助患者恢复体力和提高整体健康水平,显著提升胃癌患者的生活质量。

三、延长生存期

虽然中医治疗对延长胃癌患者生存期的直接证据有限,但中医辅助治疗通过改善脾胃和消化功能,可增强免疫力,以及提升患者的整体健康状况,间接地为延长胃癌患者的生存期提供了可能性。一个健康稳定的内环境,能够提高患者对西医治疗的耐受性和疗效,减少疾病复发和转移的风险,从而有望延长患者的生存期。

四、减轻心理负担

中医辅助治疗在胃癌管理中的应用，能显著地减轻患者的精神压力。医生通过中药配方、针灸和食疗等多维度的治疗手段，实现对身体和精神层面的全面调理。例如，柴胡疏肝散不仅具有调和药性、疏肝解郁的作用，同时也有助于缓解长期由疾病引发的情绪低落和精神压力。针灸通过调节特定穴位如神门、太冲等穴，不仅能调和气血、平衡阴阳，还能安神定志，帮助患者放松心情。中医食疗注重"药食同源"，例如核桃、红枣是日常的食物，也是具有调节情绪、改善睡眠的效果，在调节脾胃功能的同时，提高患者的精神状态和心理舒适度。这种全面综合的治疗方法，不仅提高了胃癌患者治疗的积极性和整体治疗效果，也展现了中医关注患者身心健康、整合中西医治疗方法的独特价值和重要性。

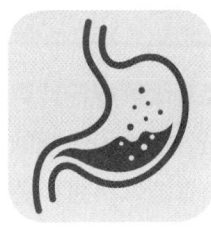

第四节 中医治疗胃癌的方法

中医辅助治疗胃癌的策略是多方面的,主要包括中药配方、针灸和食疗等方法。这些传统治疗手段在缓解症状、减轻西医治疗的副作用以及提高患者生活质量方面具有独到之处。

一、中药

在传统中医中,中药治疗胃癌的方法多种多样,且在缓解症状、减轻西医治疗的副作用以及提高患者生活质量方面显示出独到之处。

中医理论认为,晚期胃癌患者多表现为正虚邪实,因此治疗策略上强调扶正与抗癌相结合,提高机体抗癌能力,增强疗效。例如,福建中医药大学附属人民医院采用清解扶正基本方,并结合辨证配伍其他药物,治疗胃癌晚期术后,取得了较高的生存率和较好的免疫功能恢复。

中医治疗胃癌时常用的草药包括白花蛇舌草、半枝莲、半边莲、龙葵等,这些中草药制成的抗癌注射液在治疗晚期胃癌中显示出了一定的疗效,提高了五年生存率;使用清热解毒药物如半枝莲、藤梨根等煎服治疗胃癌取得了一定的效果。虫类药物在中医治疗胃癌方面占有一席之地,"以毒攻毒",使用蜈蚣等虫类药制成酒混剂治疗胃癌,也取得了一定的疗效。

近年来,中药提取物或单体成分对胃癌的潜在调节机制得到了广泛的验证。它们有效地调节了胃癌细胞存活的多个靶点和途径,同时还能保护重要器官免受细胞毒性药物的毒性损害,克服对放疗和化疗的耐药性。中药单独或联合靶向治疗胃癌成为一种新的治疗策略,旨在为胃癌患者提供一种替代疗法,减少对传统化疗的依赖。

基于中药相对成本低、毒性低、能有效减轻化疗毒副作用、改善患者生活质量等优势,学者们越来越关注中药中的活性抗癌成分。中医药治疗胃癌不仅关注于抗癌本身,还强调调整机体的整体状态,增强免疫力,减轻西医治疗的副作用,并提高患者的生活质量。

二、针灸

针灸作为一种传统中医疗法，在现代研究中已显示出其对缓解或治疗胃癌相关副作用（如恶心、呕吐、乏力等）的显著效果。它作为化疗和放疗的辅助手段，通过刺激特定穴位如足三里、内关穴以及脾俞、胃俞穴，可以调节机体的气血和阴阳平衡。近年来的科学研究进一步验证了针灸的这些益处，揭示了针灸可以通过促进内分泌和神经系统的调节以及改善肠道微环境，在生理和心理层面为患者提供支持。此外，针灸作为一种低风险治疗手段，其在提高患者生活质量、减轻传统癌症治疗副作用方面的应用，为胃癌的综合治疗提供了有价值的补充，显示了整合传统中医疗法与现代医学治疗在癌症管理中的重要性。

三、食疗

中医食疗是指根据患者的体质和病情，食用具有特定功效的食物，以达到改善营养状况和增强机体抗癌能力的目的。例如，山药和薏苡仁的组合，以其健脾利湿的特性，特别适宜脾虚型患者食用，有助于改善消化吸收功能和调节身体水液代谢。鲫鱼汤以其补中益气的效果，为患者提供丰富的蛋白质和必要营养，增强体质，对于正在接受化疗或放疗的患者尤为有益。黑木耳和银耳所富含的植物胶质和多糖被认为具有一定的抗癌作用，还能增强机体免疫力，有利于抵抗疾病。

现代研究已经开始揭示这些传统食疗策略背后的科学基础。研究表明，山药和薏苡仁中含有的多糖和营养成分能有效促进胃肠道功能，提高机体抵抗力。鲫鱼汤中的蛋白质和微量元素，如锌、硒等，对维护免疫系统正常运作和促进伤口愈合具有重要作用。黑木耳和银耳中的天然活性成分，如抗氧化剂和多糖，被发现能够调节免疫响应，抑制肿瘤细胞增殖。这些研究不仅支持了中医食疗的传统理论，也为胃癌患者提供了一种温和、有效的辅助治疗方式，强调了在癌症治疗中融合现代医学与传统中医理念的重要性。

总之，中医在辅助治疗胃癌中的应用，可以调整患者身体的内在环境，增强机体的自愈能力，同时减轻西医治疗带来的不良反应，提高患者的生活质量和延长生存期。然而，中医治疗应在专业中医师的指导下进行，以确保安全性和治疗效果，并且需要与现代医学治疗相结合，发挥综合治疗的优势。

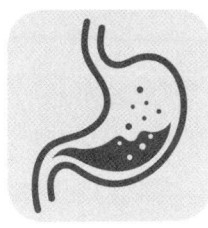

第五节

脾胃功能失调与胃癌的相关性

现代医学研究逐渐揭示了脾胃功能失调与胃癌发生之间的潜在联系，虽然机制可能更加复杂且涉及多种生物学途径，但支持中医理论中关于脾胃健康与整体健康密切相关的观点。现代医学研究中关于脾胃功能失调与胃癌的相关性主要有以下几个方面。

一、导致慢性胃炎

现代医学认为，慢性胃炎是胃癌发展的一个重要前驱状态，而脾胃功能失调（如胃酸分泌不平衡）导致的消化不良，可能引发胃黏膜的长期炎症反应，形成或加剧慢性胃炎，这种持续的炎症状态可引起胃黏膜细胞的异常增生，增加胃癌变的风险。

二、增加幽门螺杆菌感染风险

幽门螺杆菌感染是导致慢性胃炎和胃癌的主要因素之一。脾胃功能失调，尤其是胃酸分泌异常，可能改变胃内环境，使之更有利于幽门螺杆菌的生存和繁殖，从而增加罹患胃炎和胃癌的风险。此外，脾胃功能失调还可能影响机体的免疫反应，减弱机体对幽门螺杆菌的清除能力。

三、影响营养吸收

脾胃功能失调导致的营养吸收不良，特别是脾虚导致的气血不足，长期可能影响身体的营养状态和免疫力。现代医学研究显示，营养不良与胃癌的发生有一定的相关性，身体营养状态不佳可能影响细胞的正常修复与更新，加速细胞的异常增生，增加罹患胃癌风险。

四、促发慢性应激

脾胃功能失调，身体状态失衡，可能会造成长期的情绪波动（如长期压力、焦虑），形成慢性应激，现代医学认为慢性应激状态可通过影响神经-内分泌-免疫网络，促使胃癌的发生。慢性应激可导致免疫功能下降，从而改变胃黏膜的保护机制，使胃部更易受到致癌因素的侵袭。

尽管中医与现代医学在理论体系和表述方式上存在差异，但现代医学研究在一定程度上支持了中医关于脾胃功能失调与胃癌的发生密切相关的观点。中医提倡通过调理脾胃来维持身体健康，实际上也涉及了维护消化系统的微生物平衡。近年来的研究表明，胃肠道的微生物群落（肠道菌群）与胃癌的发生、发展有关。不平衡的肠道菌群可以影响胃黏膜的健康，促使炎症和癌变。营养不良和某些微量元素（如硒、维生素 C 和维生素 E 等）的缺乏与罹患胃癌的风险增加有关，适当的营养补充和良好的饮食习惯可以帮助维持脾胃健康，从而降低胃癌风险。这些研究不仅为中医相关理论提供了科学验证，也为胃癌的防治提供了新的方向。

第六节
脾胃不和对身体健康的影响

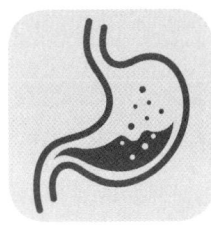

脾胃的功能失调会导致整个身体的健康状况下降,进而引发各种疾病。

脾胃不和主要表现为消化系统的各种功能障碍,如消化不良、食欲下降、腹胀、便秘或腹泻等。随着时间的推移,这些消化问题会导致营养吸收不良,影响身体对能量和关键营养素的利用,进而引起体质下降、免疫力减弱等问题。

近年来,现代医学研究开始揭示脾胃与整体健康之间复杂的关系,为中医关于脾胃不和的理论提供了科学依据。

一、影响肠道微生物的平衡

现代科学研究已经明确指出,肠道微生物的平衡对人体健康至关重要,它们不仅参与食物的消化吸收,还影响人体的免疫系统。肠道微生物群通过人体肠道黏膜与机体相互作用,发挥着消化、免疫、营养等重要功能。它们参与人体的各种代谢途径,并为各代谢途径提供酶、底物和能量;其代谢产物脂肪酸参与维生素的生物合成和离子吸收,同时可增强人体上皮细胞的成熟与分化。肠道微生物群不仅影响局部肠道健康,还通过肝-肠轴影响肝脏健康,甚至可能通过脑-肠轴影响中枢神经系统,参与多种神经疾病的发生和发展。

脾胃功能不佳会影响肠道环境,导致肠道微生物失衡,进而影响身体健康。肠道微生物群不仅可降解食物中不可消化的营养成分、提供人体各种营养物质,还可促使肠道上皮细胞的分化与成熟、激活肠道免疫系统、抵抗外来微生物的入侵、维护肠道屏障作用、调节人体能量的存贮与代谢。因此,肠道微生物群与脾胃健康紧密相关,脾胃功能不佳可能导致肠道微生物菌群失衡,进而影响全身健康。

二、影响脑-肠轴功能

现代科学已经发现肠道和大脑之间存在着密切的连接，这一双向信息交流系统被称为"脑-肠轴"。这一发现与中医理论中"脾主思"的观点不谋而合，揭示了脾胃健康与情绪和认知功能之间的深刻联系。2016年，罗马Ⅳ诊断指南将"功能性胃肠障碍"重命名为"脑-肠相互作用障碍"，进一步肯定了脑-肠轴在人类健康中的关键作用。

在中医理论中，脾不仅负责消化和吸收，还与情志密切相关，认为脾胃的健康状况可以通过脑-肠轴影响情绪和认知功能。这一理论指出，脾胃不和可能导致情绪波动和认知功能障碍，与现代科学中关于脑-肠轴的研究结果相呼应。

此外，脾虚患者的生物化学研究表明，环磷酸腺苷（cAMP）水平偏低和脑中五羟色胺（5-HT）含量不足可能与情感低落、思维迟滞等症状相关，这进一步证实了胃肠道与大脑之间确实存在着相互影响的物质基础。因此，维护脾胃健康不仅是为了消化系统的正常功能，也是为了维护情绪稳定和认知功能的健康。

三、导致慢性炎症与系统性疾病

慢性炎症与系统性疾病的关系日益受到医学界的关注。不良的饮食习惯和消化系统的功能障碍不仅会引发慢性炎症，而且已成为多种非传染性疾病的潜在根源，包括但不限于心血管疾病、糖尿病、肥胖症等，这些都是现代健康的主要威胁。慢性炎症作为一种持续的病理状态，可以导致体内炎症介质的持续释放，进而损伤血管内皮、破坏胰岛素敏感性，并促进脂肪组织的异常积累。这种炎症环境为系统性疾病的发展提供了肥沃的土壤，增加了个体发展为严重健康问题的风险。

四、影响营养吸收与免疫功能

脾胃的健康状态对于维持人体的营养吸收和免疫功能至关重要。根据中医理论，脾主运化，负责食物的消化吸收，将水谷化为精微，并将精微物质转输至全身。这一过程，正如《黄帝内经》所述"脾主为胃行其津液者也"，意味着脾的功能旺盛是确保机体消化吸收功能健全的关键，为化生精、气、血、津液提供足够的养料。

营养素的充足吸收是免疫系统正常运作的基础。营养素的不充足或缺乏会影响人体细胞免疫和体液免疫，主要表现在免疫指标 CD3+、CD4+、CD4+ 与 CD8+ 比值，以及 IgA 和 IgG 水平的变化。这些指标反映了免疫系统的活力和效率，它们的降低意味着免疫功能可能受损。因此，当脾胃不和，导致营养吸收不良时，会直接影响免疫系统的功能，降低机体的疾病防御能力。

第七节

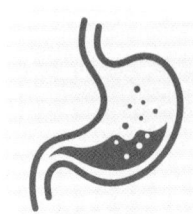

调理脾胃功能在胃癌治疗中的应用

在现代胃癌治疗中，脾胃调理的应用和潜力逐渐受到关注，特别是作为传统治疗方法（如手术、化疗和放疗）的补充和辅助。中医理论中关于脾胃健康与整体健康关系的观点，在现代医学研究中得到了一定程度的支持。

胃癌患者常常因为疾病本身或治疗引起的副作用（如食欲减退、恶心、呕吐等），面临营养不良的问题。通过中医脾胃调理，改善消化吸收功能，可以帮助患者更好地摄取和利用营养，从而改善患者的整体营养状态，增强机体的抗病能力。

化疗和放疗等西医治疗手段虽然在胃癌治疗中起到关键作用，但其副作用往往对患者的脾胃功能造成影响，如引起胃黏膜损伤、消化不良等问题。通过中医脾胃调理，可以有效减轻这些副作用，帮助患者更好地完成治疗过程。

脾胃调理不仅可以改善患者的健康状况，还有助于提升患者的生活质量。一个健康的脾胃功能有助于维持良好的饮食习惯和生活状态，减少疾病和治疗带来的身体不适，使患者具有更积极的心态和更好的身体状态面对胃癌治疗。

随着对胃癌及其与脾胃关系研究的深入，脾胃调理的相关方法和理念将为胃癌治疗提供新策略。例如，研究脾胃功能与胃癌发生发展之间的关系，可能揭示新的预防和治疗靶点，为开发新的治疗药物或方法提供科学依据。中医药在防治胃癌的领域已取得较好的疗效，其中"扶正培本"是中医治疗肿瘤的基本法则，具有深厚的历史渊源，也是现代应用最为广泛的方法。此外，中医药药理研究显示其可以通过干预免疫细胞及炎症因子表达，缓解化疗耐药，从而增强化疗的敏感性。

综上所述，脾胃调理在胃癌治疗中有着广阔的前景，不仅能够辅助传统治疗手段，提高治疗效果，还能够改善患者的生活质量，为胃癌治疗提供新的思路和策略。未来的研究有望进一步明确脾胃功能失调与胃癌发展之间的具体机制，为开发新的预防和治疗策略提供科学依据。

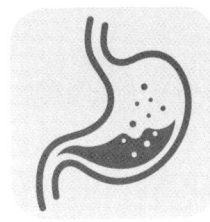

第八节 中医药对胃癌患者食欲缺乏的调理

于胃癌患者而言，食欲缺乏是一个常见而棘手的问题，它直接影响到患者的营养摄入和整体健康状况。中医药以其独特的治疗优势，在缓解胃癌患者食欲缺乏方面积累了丰富的经验。以下是改善胃癌患者食欲缺乏的中医药建议。

一、开胃醒脾

胃癌患者在进食前使用开胃醒脾的中药，可以有效地促进食欲。香砂六君子汤是常用的中药汤方，能够调理脾胃，增进食欲，对于因脾胃虚寒导致的食欲不振有很好的改善效果。方中砂仁具有温中健脾、行气止痛的效果，特别适合食欲不振、腹部胀满的胃癌患者。在日常饮食中也可以适当添加具有芳香醒脾作用的调味料，如十三香，可以起到增进食欲的作用。十三香作为一种传统的复合调料，包含了多种中草药成分，其中不少成分如肉桂、丁香、茴香等，均具有温中健脾、调和脾胃的作用。这些成分能够促进胃肠道蠕动，帮助消化，从而在一定程度上缓解胃癌患者的食欲不振症状。在炒菜时添加适量的十三香，不仅能够丰富食物的味道，使食物更加可口，还能够帮助促进患者的食欲，增加饮食的乐趣，对于改善患者的整体营养状况大有益处。

对于胃癌患者，通常不推荐饮酒，但在医生的指导下，有时摄入少量酒精含量较低的饮品可以促进食欲，如料酒或花雕酒等。需要注意的是，这一建议不适用于所有患者，特别是酒精过敏或有其他健康问题的患者。

胃癌患者还可以服用一些健脾消食的中药，如鸡内金、焦三仙（山楂、神曲、麦芽），这些药材可以帮助消化，减少食物在胃中的停留时间，从而缓解胃癌患者消化不良的症状，提高食欲。

二、减轻恶心、呕吐症状

如果胃癌患者在进食时感到恶心,中医可以用一些中药小方子来缓解这一症状,比如在餐前服用橘皮竹茹汤或小半夏加茯苓汤,这些中药汤剂通过调和胃气、降逆止呕,减轻恶心感,促进食欲。另外,生姜具有温中止呕的作用,可以通过加入适量温开水或直接口服的方式来服用生姜汁,帮助患者防止或缓解呕吐。

此外,艾灸或按摩内关穴,也对缓解恶心有着良好的效果。内关穴是传统中医用于治疗恶心、呕吐等胃部不适的重要穴位,通过轻柔按摩或艾灸这一穴位,可以有效地调节脾胃功能,缓解胃癌患者进食时的不适感。

三、保持大便通畅

对于胃癌患者而言,保持大便通畅是提升食欲和身体舒适度的关键。大便的秘结会导致腑气不降,从而影响到食欲。因此,采取相应的措施以保持肠道健康,对于促进患者食欲和提高生活质量具有重要作用。

若患者遇到大便燥结,舌干或呈现老黄苔时,推荐使用通腑调胃的方法,比如将厚朴、枳实、大黄和芒硝或是番泻叶泡水服用。这些中药成分能有效缓解便秘,促进肠道运动。

对于老年、气虚体弱的患者,如果大便不畅,建议采用益气润下的方法。可以使用麻仁滋脾丸及当归、肉苁蓉、熟地黄、黄精和黄芪等药材,这些成分不仅帮助通便,还可以起到健脾益气、补肾填精的作用。

四、减轻放疗、化疗的副作用

对于胃癌患者而言,化疗和放疗导致食欲缺乏是很常见的问题,这不仅会影响患者的营养摄入,也可能影响治疗效果和生活质量。为了预防和改善这一状况,有必要采取一系列措施。

首先,化疗和放疗期间,除了常规的输液和维生素B族补充外,使用中医药,如神曲、山楂、砂仁等来健脾开胃和益气调中,以保护和改善胃肠功能。根据患者具体病情,由专业中医医师开具适当的中药方剂作为辅助,以提升食欲和改善消化吸收功能。

其次,采用养阴生津的中药或方剂,如沙参、麦冬、玉竹等,能够有效改善放疗、化疗引起的口渴、恶心等症状。特别是对于那些表现出"镜面舌"（即舌质光红无苔）的患者，需要通过养阴生津的方法来调理阴虚津亏的症状。

值得注意的是，如果患者出现顽固性食欲减退，尤其是厌恶油腻食物，这可能是肿瘤未得到有效控制或已发生转移的预兆，极可能是发生肝脏转移。这时，食欲缺乏不仅是一个警示信号，也是一个治疗挑战。在这种情况下，除了密切监测患者的营养状态和进行进一步的医疗干预外，还应加强心理支持和鼓励，帮助患者调整心态，积极面对。

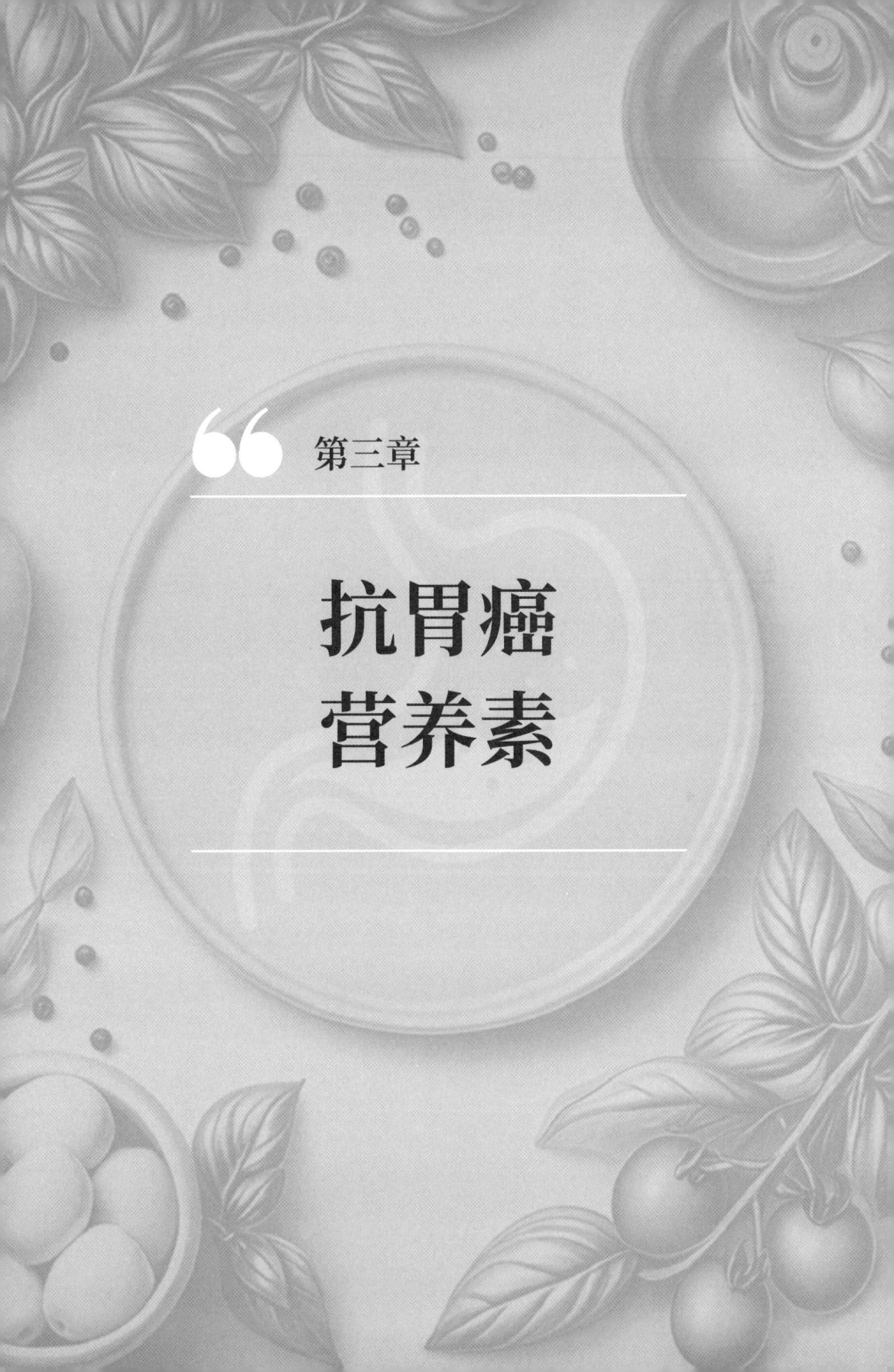

第三章

抗胃癌营养素

第一节

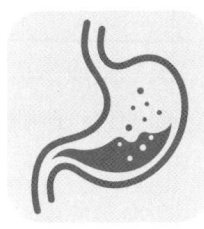

基本营养素及其作用

营养素是指食物中能够被人体消化吸收和利用的有机和无机物质，这些物质对于维持机体繁殖、生长发育和生存等一切生命活动和过程至关重要。根据现代医学研究，人体需要上百种营养素，其中有些能在体内自我合成，还有超过 40 种是人体不能自行生产的，必须通过饮食获取。这些营养素主要包括蛋白质、脂肪、碳水化合物（亦称糖类）、无机盐、维生素、水分和膳食纤维，它们共同构成了人体所需的基本营养素。

一、蛋白质及其作用

蛋白质是构成生命的核心物质，对人体的重要性无可替代。它不仅是构成细胞和器官的基本材料，更是生命活动的直接参与者。蛋白质在人体中的作用多样且复杂，几乎涵盖了生命活动的每一个方面。①构成细胞和组织。人体的肌肉、器官、皮肤、头发等，乃至于细胞内的各种结构，如细胞核、线粒体等，均由蛋白质构成。蛋白质的结构多样性和功能的特异性，使其能够形成生物体所需的各种细胞和组织。②生长和修复功能。蛋白质是生长发育的基础，儿童和青少年时期蛋白质对于身体的生长发育尤为关键。同时，蛋白质也是细胞修复和组织再生的必需物质，如伤口愈合、肌肉建造等。③组成酶和激素。许多生命过程中的化学反应都需要酶的催化，而酶大多是由蛋白质组成。激素中也有很多是蛋白质或肽类，如胰岛素，它们在体内起着信号分子的作用，调节生物体的生理活动。④构成免疫系统。蛋白质形成的抗体是免疫系统的关键，它们可以识别并中和入侵的病原体，保护身体免受感染。⑤运输和存储功能。某些蛋白质在体内承担运输和存储的功能，如血红蛋白负责氧气的运输，铁蛋白负责铁的存储。⑥传递信息功能。蛋白质参与细胞间的信号传递，如生长因子和细胞因子等，它们指导细胞生长、分化和死亡。⑦维持体液平衡。蛋白质在维持血浆渗透压中起到重要作用，有助于维持体液平衡，防止水肿发生。⑧传递遗传信息功能。从 mRNA 到蛋白质的合成，体现了 DNA 遗传信息的表达。每种蛋白质的合成都是遗传信息的直接体现。在人体内，蛋白质的代谢和更新是一个持续不断的过程，死亡的细胞会被新生的细胞替代，老化的蛋白质会被新合成的蛋白质更新。这一过程确保了身体的正常功能和健康状态。人体不能自行合成所有需要的氨基酸，其中有 9 种构成人体蛋白质的"必需氨基酸"是必须通过食物摄取，食物来源包括动物性蛋白（如肉类、鱼类、乳制品和蛋）和植物性蛋白（如豆类、坚果和全谷物）。日常需要多样化饮食以保证摄入足够且平衡的蛋白质。

二、脂类及其作用

脂肪作为人体三大主要营养素之一，扮演着多重重要角色。每克脂肪能提供约 9 千卡的能量，是同等碳水化合物或蛋白质热量的两倍，因此脂肪是体内最重要的能量储备和供应源。而且脂肪的功能远不止于此，它对人体健康和正常生理活动有多方面的贡献。①构成细胞结构。脂肪是构成细胞膜的基本元素，特别是神经细胞的髓磷脂，对于神经信号的传递至关重要。②保温、隔热和保护功能。脂肪在皮下形成保护层，能有效保持体温，避免外界寒冷对内脏的直接影响；同时，围绕在内脏器官和关节周围的脂肪可以起到缓冲和保护作用，减少外力撞击导致的伤害。③吸收与运输营养物质功能。脂肪有助于脂溶性维生素（维生素 A、D、E、K）的吸收和运输，是维持这些营养素正常生理功能的重要组成部分。④合成必需脂肪酸。人体不能自行合成某些脂肪酸，如欧米伽 -3（ω-3）和欧米伽 -6（ω-6）脂肪酸，这些被称为"必需脂肪酸"，必须通过饮食摄入，对维持心脏健康、大脑发育和视力等有着重要作用。为了保持健康，建议每日脂肪摄入量应占总能量摄入的 20%~25%。食物来源包括动物性油脂（例如猪油、鱼肝油）和植物性油脂（例如大豆油、花生油、芝麻油等）。橄榄油因其含有丰富的单不饱和脂肪酸和抗氧化物质，是较健康的植物油选项。另外，可以考虑摄入一些高脂肪的食物，包括肉类、鸡蛋、黄豆等，这些食物除了提供脂肪外，还能为人体提供高质量的蛋白质和其他营养素。

三、碳水化合物及其作用

碳水化合物在人体中扮演着至关重要的角色，是提供能量的主要来源。

人体能量需求中的 60%~65% 是由碳水化合物来满足。这类营养素在进入体内后，通过一系列生化反应最终转化为糖分，为身体的各种活动供应能量。因此，碳水化合物也常被称作糖类。

（一）碳水化合物的作用

碳水化合物的功能不仅限于提供能量。它们还有其他重要作用。①促进其他营养素代谢。碳水化合物的存在，有助于优化蛋白质和脂肪的利用和代谢过程，确保体内其他营养素的高效运用。②构成生物大分子。与蛋白质和脂肪结合，形成糖蛋白和糖脂，这些复合物是构成细胞膜、神经组织的重要成分，同时也是抗体、酶、激素和核糖核酸等生命活动必需物质的组成部分。③调节肠道健康等。纤维素是一种人体无法消化吸收的碳水化合物，但它在调节肠道健康、预防便秘、降低胆固醇水平等方面发挥着不可忽视的作用。

（二）碳水化合物的食物来源

（1）主食类。如米饭、面食、玉米、红薯、山芋、土豆和芋头等，这些都是日常饮食中碳水化合物的主要来源。

（2）豆类。如绿豆和豌豆等，不仅含有碳水化合物，还提供蛋白质等其他营养素。

（3）水果和蔬菜。这些食物中的碳水化合物主要以糖和纤维素的形式存在，既可以提供自然的糖分，又能提供膳食纤维，促进肠道健康。

考虑到碳水化合物的多样性和重要性，摄取均衡的碳水化合物对维持人体健康至关重要，不同类型的碳水化合物（如简单糖和复杂碳水化合物）对身体的影响不同，因此建议选择健康的碳水化合物来源，如全谷物、豆类、水果和蔬菜，而非过度加工的食品。这样不仅能有效供给能量，还能通过纤维素的摄入，促进消化系统健康，维持血糖水平的稳定，从而为身体的健康奠定坚实基础。

四、无机盐及其作用

无机盐是人体重要的组成部分，虽然它们不提供能量，但对于维持人体的正常生理功能至关重要。人体大约 96% 的总重量由碳、氢、氧、氮这四种元素构成，而钙、磷、钾、钠、氯、镁、硫等元素则占了约 3.95%，剩余的是包括铁、锌、铜、锰、碘等41种微量元素。这些无机盐和微量元素，虽然只占体重的一小部分，每种元素却扮演着其独特且不可替代的角色，并且彼此之间密切地相互作用着。无机盐主要有以下生理功能。①构成骨骼和牙齿。钙和磷是构成骨骼和牙齿的主要成分，它们为人体提供支撑和保护，维持体型和身体机能。②调节神经和肌肉功能。钾、钠和氯等元素对于神经传导和肌肉收缩、心脏功能和整个神经系统的正常运作非常重要。③影响酶的活性和结构。无机盐是多种酶的组成成分或激活剂，它们参与并调节体内的各种生化反应，影响着代谢的速度和效率。④维持体内环境稳定。无机盐参与维持体液的渗透压，帮助维持酸碱平衡，维持细胞内外环境的稳定。

五、维生素及其作用

维生素是人体进行正常生命活动不可或缺的有机物质，虽然它们在体内的含量极少，却对人体的健康、生长、代谢和发育起到至关重要的作用。人体不能自行合成大多数维生素或合成量远远不能满足生理需要，必须通过食物摄入来获取。维生素按照其在体内的溶解性质可分为两大类——脂溶性维生素和水溶性维生素。

脂溶性维生素包括维生素A、D、E、K。这些维生素可在人体的肝脏及脂肪组织中储存，因此不需要每天从食物中获取。它们在体内执行多种生理功能，如维生素A对视力和皮肤健康有重要作用；维生素D帮助钙、磷的吸收，对骨骼健康很重要；维生素E是一种强力抗氧化剂，保护细胞免受自由基的伤害；维生素K参与血液的凝固。但这些维生素过量摄入可能会导致积累中毒。

水溶性维生素包括B族维生素和维生素C等。这类维生素不在体内储存或储存量极少，过剩部分会通过尿液排出，因此需要每日从食物中补充。B族维生素在维持能量代谢、神经系统健康、红细胞形成等方面发挥关键作用；维生素C则具有增强免疫力、促进铁吸收、加速伤口愈合、防止细胞损伤等多种功能。水溶性维生素由于其代谢速度快，一般不易发生中毒现象。

维持足够的维生素摄入对于促进健康、预防疾病具有重要意义。饮食多样化，保证膳食中含有丰富的新鲜蔬菜、水果、全谷物、瘦肉和乳制品等，是确保各类维生素充足的最佳方式。

第二节

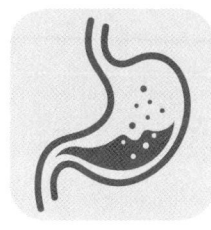

营养素与胃癌

当前的研究表明，营养素不仅影响人体健康状态，而且与胃癌的发生、发展密切相关。下面我们将分别从蛋白质、脂肪、碳水化合物这三个关键营养素来探讨它们与胃癌的关联。

一、蛋白质与胃癌

蛋白质是构成人体细胞和组织的基本物质，是合成酶和激素的重要成分，对维持人体免疫功能和抵抗力有重要作用。蛋白质摄入不足会导致免疫功能衰弱，机体抵抗力下降，从而增加罹患胃癌等肿瘤疾病的风险。因此，胃癌患者在治疗过程中应保证摄入足够的蛋白质，以满足身体抗癌和修复受损组织的需要。然而，过量的蛋白质摄入，尤其是当膳食中的蛋白质含量高于正常需求量的 2~3 倍时，也可能促进肿瘤的生长。

二、脂肪与胃癌

脂肪提供人体所需的高能量，但高脂肪饮食与包括胃癌在内的多种肿瘤的发生有密切联系。高脂饮食可能导致胃癌的一个原因是，高脂肪导致胆汁酸分泌增多，其中某些胆汁酸在特定条件下可转化为潜在的致癌物。此外，高脂肪饮食会影响肠道微生态平衡，促进某些致癌物质的形成。因此，建议胃癌患者和高风险人群限制高脂肪食物的摄入，养成更加清淡的饮食习惯。

三、糖类与胃癌

碳水化合物是人体获取能量的主要来源。然而，过量摄入糖类，尤其是简单糖类，与胃癌的发生有关。研究表明，高糖饮食可能通过影响胃黏膜的保护机制、促进某些致癌因子的活性等途径，增加胃癌的风险。因此，胃癌患者和预防胃癌的个体应当适量减少糖类的摄入，同时增加纤维素的摄入，以保持肠道健康，降低胃癌的发生率。

第三节

胃癌治疗中的抗癌营养素

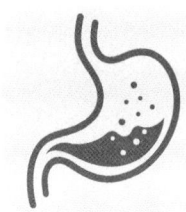

在预防胃癌方面，一些基因营养层面的研究发现，一些营养素通过保护 DNA 免受自由基损害、调节基因表达、促进细胞凋亡、调节免疫系统、发挥抗炎作用以及改变肠道微生物组成等多重机制发挥防癌作用。特定营养素如维生素 C、维生素 E、硒、β- 胡萝卜素、大豆异黄酮、绿茶中的儿茶素、番茄红素、姜黄素、白藜芦醇等，不仅能够中和自由基，减少 DNA 突变的可能性，还能通过激活抗氧化酶系统和增强免疫细胞功能，提高身体对抗癌细胞的能力。此外，这些物质通过促进受损细胞的自然死亡和抑制长期炎症反应，进一步降低胃癌风险。

一、谷氨酰胺

谷氨酰胺是一种非必需氨基酸，却在人体的多个生理过程中扮演着重要角色。对于胃癌患者来说，谷氨酰胺的重要性更为凸显，它不仅是细胞生长和修复的关键营养素，还直接参与免疫系统的调节，有助于增强患者的免疫力，减少炎症。

胃癌患者在经历手术、化疗或放疗等强烈治疗后，身体会出现不同程度的营养不良和免疫力下降，这对病情的恢复及预后产生不利影响。这种情况下，谷氨酰胺的补充显得尤为重要。研究表明，谷氨酰胺可以促进肠道黏膜的修复，维护肠道屏障功能，从而防止细菌和毒素的侵入，减少感染的风险。此外，谷氨酰胺还能激活免疫细胞，如淋巴细胞和巨噬细胞，提高机体的抗病能力。

在胃癌的营养支持治疗中，谷氨酰胺的应用已经得到了一定的临床验证。通过口服或静脉注射的方式补充谷氨酰胺，可以显著改善患者的营养状况，降低并发症的发生率，提高治疗的耐受性，从而有望提高患者的生存质量和生存率。

值得注意的是，虽然谷氨酰胺对胃癌患者产生的积极作用日益受到认可，但在其具体的使用剂量、方式以及与其他治疗手段的配合使用等方面，仍需由专业医生指导，根据患者的具体情况实施。此外，作为治疗胃癌的辅助手段，谷氨酰胺的应用无法替代传统的治疗方法。

二、精氨酸

精氨酸，是一种关键的氨基酸，近年来在胃癌治疗研究中占据了重要位置。它不仅是身体生长和修复的必需品，还在抵御肿瘤"进攻"中发挥着重要作用。其机理主要体现在以下几点。首先，精氨酸是一氧化氮（NO）的前体，能够在体内促进一氧化氮的生成。一氧化氮属于小分子化合物，在人体中充当着重要的信号分子角色，参与调控多种生物过程，包括免疫反应。通过激活可溶性鸟苷酸环化酶，精氨酸产生的一氧化氮能够增加细胞内的环磷酸鸟苷（cGMP），这一过程有助于抑制肿瘤的生长。而且精氨酸对肿瘤细胞的影响存在剂量效应关系，适量的精氨酸不仅能够发挥抗肿瘤作用，还能通过一氧化氮合成酶的作用产生更多的一氧化氮，进一步抑制肿瘤的生长。其次，精氨酸的代谢产物如肌酸酐和多胺，能有效抑制多胺的生成，增强机体对肿瘤细胞的抵抗力。研究显示，精氨酸与机体的抗癌免疫功能紧密相关，特别是在激活免疫细胞和调节细胞因子分泌方面发挥着不可或缺的作用。它还能增强巨噬细胞的活性，调节 T 细胞的免疫应答，增强机体的免疫监视功能。

此外，国际研究发现，精氨酸能促进某些癌细胞从休息期向分裂期的转变，尤其是当与特异性化学药物（如阿霉素、5-氟尿嘧啶）联合使用时，可以增强癌细胞对化疗药物的敏感性，从而提高治疗效果。

尽管精氨酸在胃癌治疗中展现了巨大潜力，但其具体的使用剂量、方式及其与其他治疗方法的协同作用仍需进一步研究。

三、多不饱和脂肪酸

ω-3 多不饱和脂肪酸（ω-3 PUFA）是一类在自然界中广泛存在的健康脂肪，鱼类和某些植物油中的 ω-3 PUFA 含量很高。近年来，这些脂肪酸因其多方面的健康益处而备受关注，其在抗癌领域的潜力也引起了科研人员的高度兴趣。

早在 20 世纪 50 年代，流行病学研究就已发现，因纽特人和日本北海道居民由于饮食中富含 ω-3 PUFA，他们的心血管疾病发病率远低于其他地区。这一发现激发了人们对 ω-3 PUFA 更深层次功效的探索，尤其是其在抗癌作用上的探索。

在细胞和动物研究中，ω-3 PUFA 显示出对多种癌症，包括大肠癌、肝癌和肺癌等具有明显的抑制作用。然而，ω-3 PUFA 在肿瘤治疗中的具体作用机制和与化疗药物的交互作用的相关研究仍在进行中。

ω-3 PUFA 其中的两种主要成分——二十碳五烯酸（EPA）和二十二碳六烯酸（DHA）对胃癌的作用引人注目。研究显示，EPA 和 DHA 与化疗药物（如阿霉素）联用，对胃癌细胞具有显著的治疗效果。EPA 单独使用时，就已经表现出对人胃癌细胞的明显抑制活性，并且这种效应具有一定的浓度和时间依赖性。

更值得注意的是，EPA 和 DHA 不仅能够抑制胃癌细胞的生长，还能降低其侵袭和转移能力，增强某些化疗药物的抗癌效果，同时减轻化疗引起的毒性。这种抗肿瘤机理可能与 ω-3 PUFA 会通过特定途径（如调控细胞因子分泌和活化 PPAR-γ 受体等机制）来抑制炎症反应和肿瘤细胞迁移有关。

尽管 ω-3 PUFA 在胃癌治疗中展示了巨大潜力，但其具体的应用方式、剂量及其与传统化疗方法的协同效应仍需进一步的科学研究。

四、维生素 C

在日常生活中，维生素 C 是增强免疫力的重要营养素。不仅如此，越来越多的科学研究表明，维生素 C 对预防胃癌具有重要作用。

维生素 C 最被人熟知的功能之一就是其强大的抗氧化作用，能够有效清除人体内的自由基，这些自由基是导致细胞损伤、DNA 变异乃至癌症发生的罪魁祸首。通过减少自由基对胃部细胞的伤害，维生素 C 有助于降低胃癌的发病风险。

维生素 C 还能增强免疫系统的功能。它可以增强白细胞的吞噬功能，促进抗体的产生，有效对抗病原体，从而增强身体对抗癌细胞的能力。研究显示，维生素 C 能激活身体内的某些免疫细胞，使其更有效地识别并杀死癌细胞，从而提供额外的抗癌保护。

适量摄入富含维生素 C 的食物或补充剂可能会降低罹患胃癌的风险。例如，一项涵盖上万参与者的流行病学调查发现，胃癌发生率显著降低与高维生素 C 摄入量相关。此外，维生素 C 在胃癌患者的辅助治疗中也显示出一定的积极作用，它能够减轻化疗带来的副作用，提高患者的生存质量。

正如古人云"药补不如食补"，可以在我们的餐盘上增加更多富含维生素 C 的食物，如柑橘、草莓、菠菜和西蓝花等水果和蔬菜，对于无法通过饮食满足需求的人群，可以适量摄入维生素 C 补充剂。

五、维生素 E

维生素 E，作为一种脂溶性维生素，被广泛认为对维护细胞膜稳定性、抑制自由基形成以及增强机体免疫功能具有重要作用。维生素 E 中的生育酸，可以通过阻止过氧化脂质的形成，保护细胞免受自由基的侵袭，从而有助于抑制细胞的癌变过程。

在癌症研究中，维生素 E 逐渐得到了科学家和医学界的关注。一开始有研究发现肺癌患者血液中的维生素 E 含量普遍低于正常人，这一现象引起了人们研究维生素 E 在其他类型癌症中作用的兴趣。随后，美国、荷兰、日本、英国等国的科研团队对维生素 E 与前列腺癌、子宫颈癌、乳腺癌、胃肠癌及肺癌等多种癌症之间的关系进行了广泛研究。这些研究的结论普遍表明，维生素 E 在这些肿瘤的预防和治疗上均呈现出了一定的效果。

对于胃癌而言，维生素 E 的抗氧化特性使其成为一种潜在的防癌和辅助治疗手段。它能够通过减少胃部细胞的氧化压力，降低自由基对细胞的损伤，从而在一定程度上降低胃癌的发病风险。同时，维生素 E 的免疫增强作用有助于增强机体对胃癌细胞的识别和清除能力，对于已经发病的患者，这一特性可能有助于提高治疗的有效性，减少癌细胞的复发和转移。

需要注意的是，尽管维生素 E 在胃癌预防和治疗中表现出潜力，但单一营养素的作用往往是有限的。胃癌的形成和发展是一个复杂的多因素过程，涉及遗传、环境、饮食和生活方式等多个方面。因此，在考虑使用维生素 E 作为预防或辅助治疗手段时，还需要规范的医学治疗、调整整体的生活方式以及合理安排饮食。

六、维生素 D

在胃癌的预防和治疗领域，维生素 D 逐渐显露出不可小觑的潜力。这种被称为"阳光维生素"的营养素，在调节钙磷代谢、促进骨骼健康的同时，也能够发挥对抗胃癌的作用。

研究发现维生素 D 通过激活维生素 D 受体，影响涉及癌细胞生长的基因表达，从而调节细胞的生长和分化；它还可以影响细胞周期，抑制肿瘤细胞的无序增殖，也可抑制癌前细胞的增殖，从而促进癌前细胞向正常细胞的转变，在早期阶段阻断癌症的发展。其次，维生素 D 还能够抑制炎症反应，减缓肿瘤的生长速度；抑制免疫逃逸，减少肿瘤细胞的免疫抑制，使免疫系统更容易识别和攻击肿瘤细胞。此外，维生素 D 的抗氧化作用也有助于减轻氧化应激，进一步降低胃癌的发生风险。

多项流行病学研究和临床试验已经揭示了维生素 D 摄入量与胃癌风险之间的负相关关系。摄入足量的维生素 D，可能降低胃癌的发病率、提高胃癌患者的生存概率和生活质量。

补充维生素 D 的途径包括适量的日晒、饮食和补充剂。鱼油、鱼肝油和富含维生素 D 的食物，如三文鱼、鲑鱼和鳕鱼，都是优良的天然维生素 D 来源。对于日照不足或无法从饮食中获得足够维生素 D 的人群，可选择摄入补充剂。

七、硒

硒，这种身体只需微量却不可或缺的元素，在抗击癌症特别是胃癌方面具有独特而强大的潜力。作为抗氧化剂，硒不仅能够清除体内的自由基，还能增强免疫系统的功能，从而在预防和抵御胃癌方面发挥重要作用。

自由基是体内的不稳定分子，能够损伤细胞，加速癌症的发展。硒能够帮助体内产生特定的酶，如谷胱甘肽过氧化物酶，这些酶具有强大的抗氧化功能，能够中和自由基，从而保护细胞免受损害，降低癌症尤其是胃癌的风险。

硒不仅是一个强力的抗氧化剂，它还能够增强免疫系统。研究表明，硒能够激活免疫细胞，如淋巴细胞和自然杀伤细胞，通过增强这些细胞的活性，帮助身体更有效地识别并消灭癌细胞。

多项流行病学研究已经表明，高硒摄入量与低癌症发病率之间存在关联。特别是在胃癌方面，一些研究发现硒水平较高的人群胃癌发病率较低。虽然这些研究提供了硒对抗胃癌潜力的初步证据，但仍需要更多的临床试验和研究来确定硒的确切作用机制和最佳摄入量。

在我国江西，宜春被誉为"富硒温泉之都"，这里的土壤、水源中都富含硒元素。宜春的富硒温泉水含有丰富的矿物质，不仅适合浸泡，也适合直接饮用，补充人体所需的硒。同样，宜春当地的农产品如富硒茶叶、蔬菜、水果等，都是天然的硒来源补充。这些食物不仅营养丰富，还具有抗癌的潜力，特别是对于预防胃癌有着不可忽视的作用。宜春不仅有富硒的天然资源，还拥有丰富的中药材，这些中药材因为在富硒的环境中生长，其药效也得到了增强。中医理论认为，这些药材能够调和气血，强健脾胃，与硒的功效相得益彰，共同发挥作用，增强人体免疫力，预防和辅助治疗胃癌。

虽然硒不是治疗胃癌的灵丹妙药，但它为预防胃癌提供了一种简单有效的方式。在日常饮食中保持适当的硒摄入量，可以为我们的健康加上一层额外的保护。

八、茶多酚

在众多天然物质中，茶多酚以其卓越的健康益处脱颖而出，尤其是绿茶中的表没食子儿茶素没食子酸酯（EGCG）所展现的抗氧化与抗癌特性，为预防和抵抗胃癌提供了一个天然而有效的途径。

茶多酚，特别是 EGCG，是强大的自然抗氧化剂，能有效清除体内自由基，减轻由自由基引起的细胞损伤。自由基过量积累可能会加速胃癌在内的多种癌症的发生与发展。通过抑制自由基的活性，茶多酚能够保护细胞免受损伤，降低变异和癌变的风险。

茶多酚的抗癌作用不仅限于其抗氧化特性。研究表明，EGCG 等茶多酚能直接作用于癌细胞，抑制其生长、侵袭和转移，通过影响癌细胞的信号传导路径，阻断细胞周期，促使癌细胞凋亡，同时抑制癌细胞的新血管生成，限制肿瘤的养分供应和生长空间。

日常饮用绿茶已成为许多人的健康习惯，流行病学研究指出，经常饮用绿茶的人群胃癌发病率相对较低，这得益于绿茶中含有丰富的茶多酚。EGCG 的长期摄入，为身体提供了持续的抗氧化保护和抗癌支持。

为了最大限度地发挥茶多酚的健康益处，建议选择高质量的绿茶产品，养成适量饮用的习惯。同时，避免用沸水冲泡绿茶，一般采用 85℃的水即可，以免高温破坏茶多酚结构。每日一杯，可帮助增强身体的抗氧化能力和防癌效果。但是对于脾胃虚弱的人群而言，由于绿茶性寒，空腹饮用可能会刺激胃黏膜，建议在餐后饮用，或根据个人体质调整摄入量，以保护脾胃健康。

九、番茄红素

番茄红素，是一种强大的天然抗氧化剂，主要存在于番茄及其加工品中。近年来，关于番茄红素与癌症预防的研究引起了科学界的广泛关注，尤其是其对胃癌预防作用的研究。

番茄红素具有抗氧化作用，能够有效清除自由基，减少氧化应激，从而减少 DNA 的损伤和癌症的发生概率；而且研究发现番茄红素能够影响癌细胞的生长周期，抑制其增殖，促进癌细胞的凋亡。另外，它也有抗炎症作用，而慢性炎症是癌症发展的重要因素之一，番茄红素能通过减少炎症反应来降低癌症的风险；它也能增强机体免疫系统功能，提高抵抗癌细胞的能力。

饮食摄取番茄红素，可能对预防胃癌有一定的积极作用。多项流行病学研究显示，大量摄入番茄或富含番茄红素的食物与胃癌发病率降低有关系。

为了充分利用番茄红素的抗癌潜力，建议在日常饮食中可以增加番茄的摄入，包括新鲜番茄和番茄加工产品，如番茄酱、番茄汁等，轻微加热番茄可以增加番茄中番茄红素的生物利用度，但要注意避免高温长时间烹饪，以免破坏其他营养成分。

十、中药提取物

中药单体和提取物在抗癌研究领域展现出了令人瞩目的潜力，特别是在胃癌的治疗和预防上。一些中药提取物和单体成分通过多种机制发挥作用，为胃癌治疗提供了新的视角。以下是几种已经被研究并显示出有对抗胃癌活性功能的中药单体和提取物。

（一）人参皂苷

人参皂苷是一类从人参中提取的四环三萜皂苷类化合物，包括 Rg3、Rh2 等多种单体。它们通过多种机制对抗胃癌，包括抑制肿瘤新生血管形成、诱导肿瘤细胞凋亡、抑制肿瘤细胞转移以及提高机体免疫功能。这些发现为人参皂苷在胃癌治疗中的应用提供了科学依据，并为未来的临床研究和药物开发指明了方向。

（二）香菇多糖

香菇多糖是从香菇中提取的一种多糖类物质，具有显著的抗癌潜力和增强机体免疫功能的作用。香菇多糖的主要抗癌活性包括抑制肿瘤新生血管形成，限制肿瘤的营养供应和生长；诱导肿瘤细胞凋亡，通过影响细胞周期和促进细胞死亡来发挥作用；以及增强免疫功能，激活自然杀伤细胞（NK细胞）和巨噬细胞等免疫细胞，增强它们对癌细胞的识别和杀伤能力。研究进展表明，香菇多糖在免疫系统功能缺失的情况下也能抑制肿瘤细胞的生长，显示其非免疫途径的直接抗肿瘤作用。此外，香菇多糖的化学修饰，都能增强其活性，从而对肿瘤细胞的增殖产生抑制作用。香菇多糖在抗癌领域具有多方面的潜在应用，并通过多种机制发挥作用，为胃癌治疗提供了新的视角和治疗策略。

(三) 黄芪多糖

黄芪多糖是从传统中药材黄芪中提取的一类具有显著生物活性的多糖物质。黄芪多糖在增强免疫系统、促进血液循环和抗炎作用方面具有特性，尤其在抗癌研究领域展现出了巨大的潜力。黄芪多糖的主要抗癌活性包括抑制肿瘤细胞的增殖和迁移侵袭，调节机体及肿瘤微环境的免疫系统，以及逆转多药耐药性（MDR），提高肿瘤组织对化疗药物的敏感性。其作用机制涉及影响免疫细胞信号通路，抑制肿瘤细胞的增殖和促进凋亡，以及调节免疫活性，增强巨噬细胞、树突状细胞、自然杀伤细胞、T淋巴细胞、B淋巴细胞的活性，并诱导多种细胞因子和趋化因子的表达。

研究新进展表明，黄芪多糖在提高抗肿瘤治疗的敏感性、减少抗肿瘤治疗的副作用、逆转抗肿瘤药物的耐药性等方面具有重要意义。对于胃癌患者来说，黄芪多糖能够提高其免疫功能，帮助抵抗癌细胞的侵袭和扩散，对消化道肿瘤的有效机制包括诱导细胞凋亡、抑制增殖、调节免疫活性、增强抗癌作用和化疗敏感性。

(四) 白术多糖

白术多糖是从传统中药材白术中提取的一类具有丰富生物活性的多糖物质，尤其在免疫调节、抗氧化、抗肿瘤等方面显示出显著效果。白术多糖的免疫调节作用显著，能增加脾脏和胸腺的重量，增强小鼠脾淋巴细胞免疫功能，提高T淋巴细胞的转化率和增殖反应，调节巨噬细胞、白细胞功能，增强机体免疫应答。在抗癌方面，白术多糖能够提高血清中白细胞介素 –2

(IL-2),降低血清中血管内皮生长因子（VEGF）水平，同时下调 Bcl-2 基因的表达，而上调 p21 基因表达，显示其在抗癌活性方面的潜力。

- （五）姜黄素

姜黄素是从姜黄中提取的一种具有强大抗氧化和抗炎作用的化合物。它在抗癌领域尤其是对胃癌表现出了显著的抗癌活性。姜黄素通过多种机制发挥抗癌作用，包括抑制胃癌细胞的增殖、诱导癌细胞凋亡、阻止癌细胞侵袭和转移，以及通过减少炎症反应来抑制肿瘤的生长。此外，姜黄素还能增强化疗药物的疗效，减少化疗副作用，为胃癌治疗提供了一种潜在的辅助治疗手段。

- （六）白藜芦醇

白藜芦醇是一种天然存在于红葡萄酒、葡萄皮和一些浆果中的多酚类化合物。它因具有良好的抗氧化、抗炎和抗癌特性而受到关注。在胃癌研究中发现，白藜芦醇能够抑制胃癌细胞的增殖，诱导细胞凋亡，同时抑制肿瘤的血管生成，从而阻断肿瘤的营养供应。白藜芦醇还可以通过激活特定的信号通路，增强机体的免疫应答，从而对抗胃癌细胞。

- （七）黄芩多糖

黄芩是传统中药材之一，以其清热燥湿、泻火解毒的药效而广为应用。近年来的研究显示，黄芩中提取的多糖成分对胃癌具有良好的抑制效果。黄芩多糖通过调节免疫系统，提高机体免疫细胞的活性，增强对癌细胞的识别和清除能力，从而对胃癌细胞形成有效的抑制。同时，黄芩多糖还能够促进癌细胞凋亡，抑制肿瘤生长，通过减少炎症介质的产生，改善胃癌患者的炎症状态，为胃癌的治疗提供了一种新的自然疗法。此外，黄芩多糖对于减轻胃癌治疗过程中的副作用，如化疗引起的免疫抑制，也有一定的缓解作用，为胃癌综合治疗提供了辅助支持。随着更多关于黄芩多糖抗癌机制的研究，其在胃癌预防和治疗中的作用将得到进一步的发掘和应用。

中药在抗癌领域的应用是一个复杂的过程，其中量效关系是关键的考量因素。虽然一些中药提取的单体显示出了对抗胃癌的潜在作用，但是将这些研究成果直接转化为临床应用时，并不是简单地增加中药摄入量就能实现效果的。

首先，中药和其提取的单体在体内的作用机制是多方面的，可能涉及多个生物途径和分子靶点。因此，达到有效的抗肿瘤浓度，同时不产生毒副作用，是研究和应用中药抗癌治疗时必须考虑的重要问题。

其次，中药治疗的一个核心原则是辨证论治，即根据患者的具体病情和体质，选择合适的药物和剂量。如果简单地提高药物剂量，不仅不会增强治疗效果，反而可能带来不必要的副作用。

此外，中药在体内的代谢、吸收、分布和排泄等药代动力学特性，以及可能与其他药物发生相互作用产生未知的影响，这些都是使用中药进行抗癌治疗时必须综合考虑的因素。

因此，在实际应用中，应遵循中医理论指导，通过科学的研究确定安全有效的剂量范围，并结合患者的具体情况，采取个体化治疗方案。同时，中药治疗应该作为传统治疗方法的辅助手段，与现代医学治疗方法相结合，以获得最佳的治疗效果，最大限度地提高患者的生存质量。

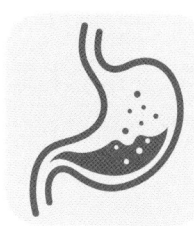

第四节

客观看待营养素的作用

在了解营养素(包括保健品)在抗癌领域的作用时,我们会听到各种信息,从科学研究到市场宣传,各种声音"纷至沓来"。尤其是对于胃癌这样一个高发的恶性肿瘤,人们自然希望找到有效的预防和治疗手段。然而在接受这些信息时,保持客观和谨慎的态度至关重要。

首先,科学研究是了解营养素抗癌效果的基础。很多营养素在体外实验或动物实验中显示出了抗癌潜力,为进一步的人体研究提供了理论基础。但是这些初步研究结果并不能直接等同于作用在人体内的效果。人体是一个复杂的系统,很多因素都可能影响营养素的吸收、代谢和作用,除非有充分的临床研究证据支持,否则不应过分强调某一营养素的抗癌作用。

其次,营养素的剂量和安全性是重要的考虑因素。虽然某些营养素在一定剂量下可能对抗癌有益,但过量摄入可能产生副作用或与其他治疗方法产生不良反应。因此,在使用营养素或保健品作为抗癌策略的一部分前,务必咨询医生或营养专家,确保所采取的措施既有效又安全。

此外,营养素和保健品应视为日常饮食的一部分,而不是作为癌症治疗的替代品。均衡的饮食、健康的生活方式和规范的医疗治疗是抗击癌症的三大支柱。营养素和保健品可以在一定程度上提高生活品质和身体状况,但不能取代专业的医疗干预。

最后,我们应该用平常心看待营养素和保健品在抗癌领域的作用。健康的生活习惯,如适量运动、戒烟限酒、保持正常体重等同样重要,在某些情况下甚至比单一的营养补充更为有效。

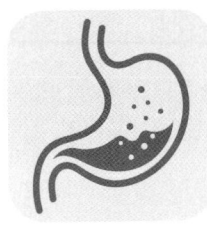

第五节

膳食的合理搭配

胃癌作为一种常见的消化系统恶性肿瘤,其发生发展与生活方式有密切关系。在生活方式中,饮食习惯尤为重要,合理搭配膳食,均衡摄入各类营养素,不仅能够确保身体各系统的正常运作,还可以在一定程度上预防胃癌的发生。以下是在膳食上预防胃癌的建议。

一、蛋白质的摄入

蛋白质是构成细胞的基本物质,与身体的修复和细胞的再生关系紧密。高质量的蛋白质摄入有助于增强免疫力,预防癌细胞的形成。建议选择鱼类、瘦肉(如鸡肉、牛肉)、豆制品及奶制品,这些食物含有丰富的高质量蛋白质,且相对低脂,有利于健康。

二、维生素的补充

维生素在人体免疫系统中扮演着重要角色,尤其是维生素 A、维生素 C 和维生素 E 等抗氧化性维生素,能有效清除体内自由基,预防细胞损伤和癌变。富含维生素 A 的食物有胡萝卜、甜薯等;富含维生素 C 的食物包括各类新鲜果蔬,如柑橘、草莓、番茄;而维生素 E 主要来源于坚果和种子,如杏仁、葵花籽。

三、矿物质的重要性

矿物质如硒、锌等对维持免疫系统的正常功能非常重要,能够帮助提高身体对癌细胞的抵抗力。硒含量高的食物有巴西坚果、海产品,锌则多存在于牡蛎、牛肉和豆类中。

四、膳食纤维的作用

膳食纤维能促进肠道蠕动,帮助排出体内毒素和致癌物质,减少它们与肠壁接触的机会。因此,增加膳食纤维的摄入,多从全谷物、蔬菜、水果中获取,对预防胃癌具有积极意义。

五、避免致癌物质

在合理搭配膳食的同时,还需注意避免摄入潜在的致癌物质,如加工肉制品和烧烤食品,因为加工肉制品中有亚硝酸盐,烧烤食品中有多环芳烃,所以尽量少吃加工食品和烧烤食品。

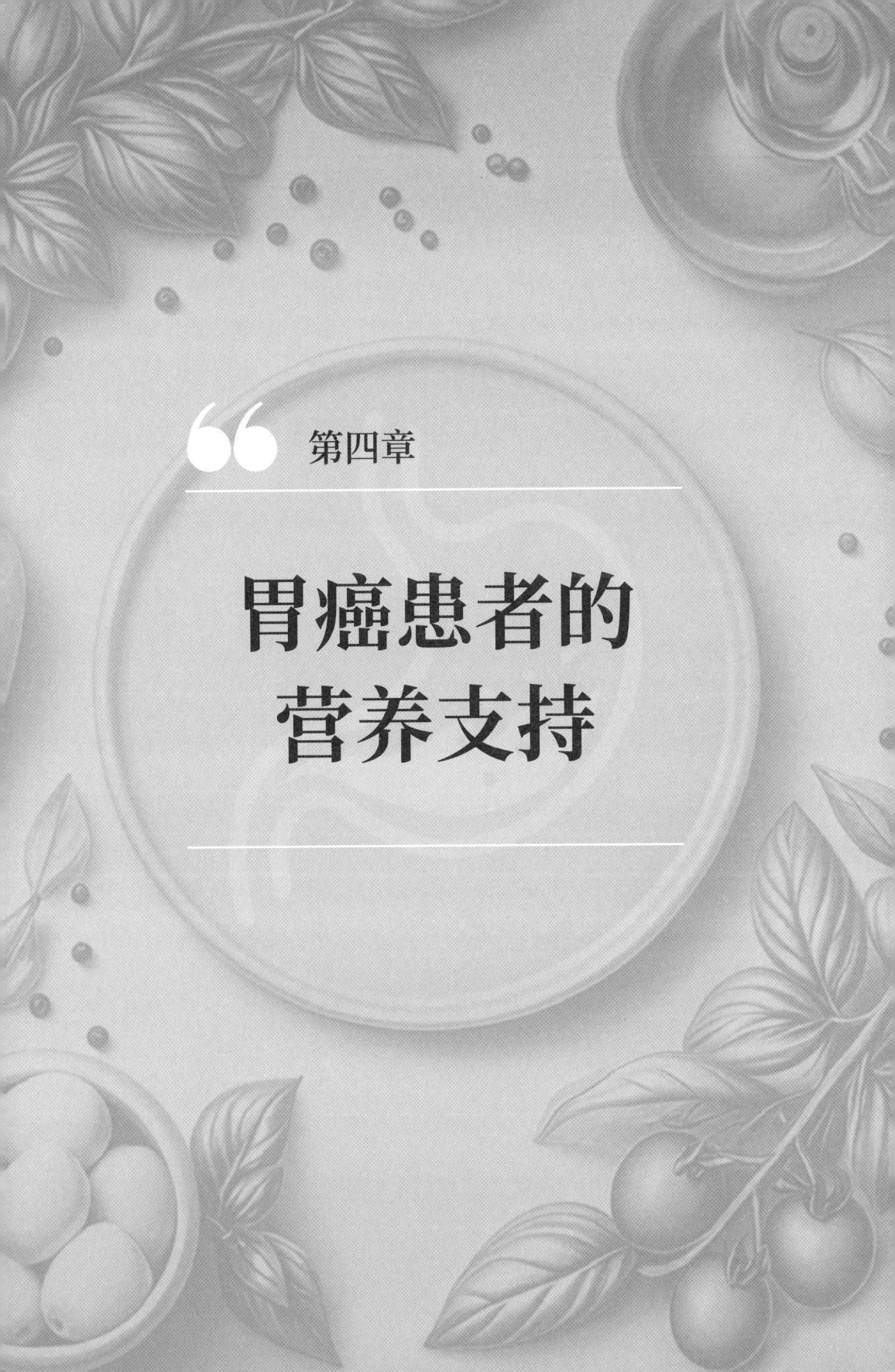

第四章

胃癌患者的营养支持

第一节

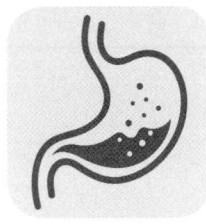

胃癌对机体营养状态的影响

胃癌不仅对胃部有直接损害,它还会影响整个身体的营养和代谢状态。随着肿瘤的生长,对营养物质的需求显著增加,而患者的食欲下降、吞咽困难等问题使得营养摄入常常不足,进一步导致严重的营养不良。这种矛盾冲突的状态增加能量消耗还可能触发一系列代谢紊乱,包括能量和主要营养素代谢的异常,水和电解质平衡的失调,以及内分泌和免疫机制的变化,共同导致出现所谓的"癌症恶病质"。这种全身性的营养和代谢障碍,表现为厌食、体重下降、贫血和明显的身体虚弱,不仅影响患者的生活质量,还会降低其对治疗的耐受性和效果。针对胃癌患者进行营养管理,确保患者获得充足、适宜的营养支持,调整饮食习惯和方式,必要时采用医疗干预,是优化胃癌治疗结果、增强患者生命力的关键步骤。

一、影响食物摄入与吸收

食物的摄入和吸收是胃癌患者面临的重大挑战之一。由于胃癌的特殊性,患者常在疾病早期就有厌食和早饱的症状,有时几乎无法进食,或仅能摄入少量食物。这些问题的背后,既有疾病本身的生物学影响,也有心理因素的叠加作用。

(一) 生物学因素

胃癌生长的生物过程中,可能产生毒性物质,这些物质可直接影响患者的食欲和食物摄入。随着病情进展,胃癌侵犯消化道或造成局部疼痛、阻塞等情况,直接妨碍食物的正常摄入和消化吸收。此外,胃肠道功能的紊乱进一步加剧了营养的吸收障碍。

(二) 心理因素

思虑过多会伤脾胃,患者得知癌症后产生对疾病的心理负担,对治疗过程的恐惧，以及对未来不确定性的焦虑等，都可能降低患者对食物的兴趣和摄入欲望。

二、增加能量消耗

对于胃癌患者来说，进行性消瘦和体重的不断下降是一种常见现象，胃癌的存在和进展会直接加剧身体对能量和营养的需求，从而导致脂肪和肌肉量的减少。

随着疾病的进展，肿瘤细胞对能量的需求大大增加，就会加速消耗体内储存的脂肪和肌肉，导致患者消瘦，还可能伴随着体力下降和免疫力减弱。

胃癌患者易发生低蛋白血症和贫血，这主要是由于蛋白质合成减少和蛋白质的异常损失。即便患者通过饮食摄入了足够的高蛋白食物，但由于肿瘤的广泛破坏作用及蛋白合成减少，血浆中的白蛋白水平仍可能偏低。

胃癌还可能影响身体对糖的利用。一些胃癌细胞过分消耗糖分，有些甚至能分泌类似胰岛素的物质，促进机体对糖的利用率增高，从而引发低血糖症，影响患者的日常活动能力，也可能加重营养不良的状况。

三、胃癌恶病质的复杂发病机制

胃癌恶病质是胃癌进展中一个常见而复杂的现象，其发病机制涉及多个方面，包括代谢异常、致炎细胞因子水平升高、释放肿瘤衍生的分解代谢因子，以及引发全身炎症反应等。

（一）代谢异常

胃癌患者中出现的恶病质，往往伴随着身体能量消耗的增加和代谢异常。这些异常主要包括糖代谢紊乱，表现为胰岛素抵抗加剧、葡萄糖耐量下降；蛋白质代谢异常，包括肌肉分解加速和蛋白质合成下降；脂肪代谢异常，如脂肪动员增加和脂肪酸水平升高等。这些代谢异常不仅导致患者体重下降，还会引发一系列健康问题。

（二）致炎细胞因子水平升高

胃癌患者体内的致炎细胞因子水平通常较高，这些因子包括白介素-1（IL-1）、白介素-6（IL-6）、肿瘤坏死因子-α（TNF-α）等。例如，高水平的白介素和肿瘤坏死因子可导致食欲下降，进食量减少，从而加速恶病质的发展。

- **（三）释放肿瘤衍生的分解代谢因子**

胃癌的生长不仅消耗大量的营养物质，还可能导致特定的分解代谢因子释放到血液中，这些因子可以直接作用于脂肪组织和肌肉，加速脂肪和蛋白质的分解，导致体重下降。

- **（四）引发全身炎症反应**

胃癌所引发的长期、低度全身炎症反应与重大创伤后或脓毒性休克中观察到的急性期反应类似。这种反应导致细胞因子生成加快、氨基酸动员和急性期蛋白生成增加等，进一步加剧了恶病质的发展。

第二节

抗肿瘤治疗带来的营养障碍

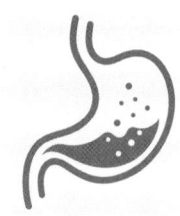

胃癌患者在接受抗肿瘤治疗，特别是化疗和放疗过程中，经常会面临营养障碍的挑战。这不仅是因为胃癌本身对患者营养状态的直接影响，还包括治疗所引起的并发症和副作用。

一、化疗引发的营养障碍

化疗药物攻击迅速分裂的细胞，不幸的是，它同时也攻击了健康正常的消化道的黏膜上皮细胞，这会导致患者出现舌炎、口腔溃疡、食管炎、胃炎和肠炎等问题。这些副作用可能限制患者通过口腔摄入足够的食物，进一步恶化患者的营养状况。此外，一些化疗药物还可能引起腹泻和腹痛，未经控制的长期腹泻可导致脱水、电解质失衡和营养障碍。

国际研究指出，肿瘤生长速度在营养不良状态下可能会减慢，而静脉营养支持可能加速肿瘤生长。因此，间断的集中治疗优于连续的化疗，强调短程强力的联合化疗方案，以减少长期静脉营养支持对肿瘤生长的潜在影响，这也更强调了营养管理在胃癌治疗全过程中的重要性。中药作为静脉营养支持的代替品和补充品，可治疗和调整胃肠功能，及时缓解化疗和放疗带来的副作用，某种程度上可以帮助患者更好地完成治疗，提高生活质量。例如，全国名中医郁仁存教授采用中医健脾和胃，常用调胃方（焦三仙各10g，鸡内金10g，砂仁9g）调整化疗期间胃癌患者的胃肠功能，副作用较小，营养障碍得到有效控制，部分患者体重还有所增加。

二、放疗引发的营养障碍

放疗虽然针对的是胃癌患者的肿瘤细胞，但也会不可避免地损伤正常组织。它直接损害了消化道的黏膜上皮细胞，出现一系列反应，这种影响与化疗引起的副作用同理。

针对头颈部的放疗，常会影响患者的味觉和嗅觉。患者味觉敏感度明显降低，需要数月时间才能恢复，味觉的改变使患者对食物失去兴趣，影响食欲和食物摄入，加剧了营养不良的状况。

针对胃部及其周边区域的放疗，可能导致胃酸和胃蛋白酶分泌减少，影响营养物质的正常吸收。高剂量的放射治疗还可能导致胃部溃疡、出血和呕吐等症状，进一步影响患者的营养状况。对小肠和大肠的放疗会引起恶心、呕吐及腹泻。总之，这些损伤都直接影响着患者的营养吸收、食物摄入能力以及食欲状况。

三、联合化疗与放疗引发的营养障碍

在胃癌的综合治疗中，联合化疗和放疗的策略越来越受到重视，这种联合应用在治疗效果上显示出潜力，但同时也引起了对患者营养状态的担忧，可能会加剧皮肤和黏膜的副作用，导致胃肠黏膜损伤，它也可能会使胃肠道反应更为剧烈。在临床实践中，已观察到化疗药物与放疗合并使用时，放射性食管炎的发生率有所增加。当多个化疗药物与放疗联用时，除食管外，胃肠道其他部位的放射性损伤也明显增多，直接影响患者的食欲和营养吸收。化疗与放疗的细胞毒性可能相叠加或互相作用，增强了对正常细胞的损伤，尤其是对快速分裂的胃肠黏膜细胞，会使患者出现脱水、电解质不平衡和营养吸收障碍等问题，影响患者的整体治疗反应和生活质量。

四、手术对胃癌患者营养状态的影响

手术治疗虽然是去除肿瘤、延长生命的有效手段，但其对患者身体的冲击不容小觑，尤其是消化道肿瘤手术会显著影响患者的营养状态。术后的营养障碍主要有以下表现。①贫血和气血消耗。手术过程中的物理创伤和血液丢失常导致术后贫血，同时也消耗大量气血，这需要时间和适当的营养支持来恢复。②消化功能减退。胃癌患者在手术后常见消化功能减弱，这可能是由于手术直接影响了消化道的结构和功能，造成食欲缺乏、摄食减少和腹部胀满等问题。③术后感染和体液丢失。手术后感染及术中和术后体液的丢失也会加剧营养障碍，影响胃肠功能的正常运作，从而影响营养的吸收和利用。

第三节

胃癌患者营养管理的重要性

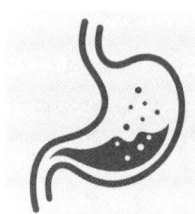

胃癌，作为一种普遍的恶性肿瘤，对患者的身体健康造成了极大的威胁。它不仅破坏了正常的组织结构，还带来了复杂的营养障碍问题。许多胃癌患者的生命并非直接被肿瘤夺去，而是营养不良和恶病质状态导致重要器官功能衰竭而结束的。因此，患者的营养状况直接影响到治疗的效果和安全性。恰当的营养支持在治疗过程中能够带来三大好处。①提升治疗耐受性。通过营养改善，帮助患者更有效地接受手术、化疗或放疗，减少治疗期间的不适和并发症风险。②增强身体抵抗力。良好的营养状态有助于增强患者的免疫系统，提高其对抗疾病的能力。③提高生活质量。通过科学的饮食调整，患者可以获得更好的生活体验和心理状态，有利于疾病的康复。

胃癌患者的营养管理应个性化、细致化，避免一刀切。以下是几个需要注意的方面。①量化摄入。保持适量的营养摄入，避免因过量摄入引发额外负担。特别是对于接受手术治疗的患者，摄入量需要根据术后恢复情况适时调整。②精选适宜食物。胃癌患者需选择易于消化吸收的食物，避免刺激性强的食物，如过于辛辣、油腻的食物。同时应增加摄入富含蛋白质和维生素的食物，以支持身体恢复。③搭配健脾胃食材。结合中医理论，可以将一些具有健脾养胃功效的药膳食材纳入日常饮食中，如山药、白扁豆等，帮助患者改善营养状况，促进康复。④营养治疗的定位。胃癌患者的营养治疗是综合治疗的一部分，应从疾病确诊开始，在多学科综合治疗协作组（MDT）讨论时融入治疗方案的制订和调整，并贯穿抗肿瘤治疗的全过程。⑤营养支持的实施。营养支持无法完全逆转已经发生的恶病质，但对肿瘤患者进行营养支持能够获得的最肯定效果是防止机体营养状况的进一步恶化。

家属和患者应重视营养问题，在治疗中可以与医生和营养师紧密合作，制订出适合患者的营养方案，共同应对胃癌带来的挑战。早期采取营养结合心理支持治疗可显著延长晚期胃癌患者的生存期。对于外科患者的营养支持治疗，我们遵循全程营养管理理念，包括营养风险筛查、评估、干预3个步骤。通过这些综合性的营养管理措施，可以最大程度地提高胃癌患者的治疗效果和生活质量。

第四节

胃癌患者营养支持的原则

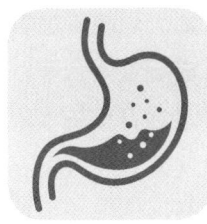

对于胃癌患者而言，营养障碍不仅是常见的问题，而且其加剧了治疗的复杂性，降低了胃癌患者的生活质量。适当的营养治疗策略能显著改善胃癌患者的整体状态，缓解治疗副作用、提升身体的状态和提高细胞功能、改善心理健康状况。一个良好的营养治疗应遵循以下原则。

一、全面的营养评估

首要步骤是对患者进行全面的营养评估，确保在治疗初期及其过程中精确掌握患者的营养状况，因为许多胃癌患者在确诊时已明显表现出营养不良。应基于评估结果制订个性化的营养方案，考量患者的具体需求和偏好，并及时介入实施营养支持，以防止营养状态进一步恶化。营养治疗应与其他治疗手段如手术、化疗、放疗等紧密结合，形成一个全方位的治疗计划。在治疗过程中，应持续监控患者营养状态，并根据实际情况灵活调整营养支持策略。

二、合理有效的营养治疗方案

在胃癌治疗中，如果患者出现营养不良的迹象要全面分析导致患者营养状态恶化的各种因素，包括胃癌本身对患者整体和消化系统的直接影响，各类治疗手段如手术、化疗和放疗带来的副作用，这些治疗对患者食欲和营养吸收能力的影响，以及患者的心理状态，如焦虑、抑郁等。此外，经济条件也是不可忽视的因素，因为购买营养补充品和特殊饮食可能对部分患者家庭而言是经济负担。

三、明确营养治疗的目的

营养治疗的初衷是通过合理的营养供给，帮助衰弱的患者恢复体力，为可能的手术或其他治疗提供物质基础，降低治疗风险，使一些原本不适合手术的患者有机会接受手术治疗。将营养疗法纳入整体治疗计划，以改善患者的全身状况，增强免疫功能、提高对感染的抵抗力，以及促进瘘管闭合等，从而支持患者持续进行抗肿瘤治疗。此外，对于那些依赖特定营养支持手段生存的患者，无论是通过口服、管饲还是静脉营养，应确保这部分患者能够维持良好的营养状态，对于这些患者而言，适当的营养维持是他们继续生存下去的关键。

四、评估胃癌患者营养支持与肿瘤生长的关系

在对抗胃癌的战斗中，营养支持是维持患者体力和免疫力的重要因素。然而，有一个观点认为，增加营养可能会促进肿瘤的生长。这个观点的科学依据何在？我们又该如何评估营养支持？

肿瘤细胞以其高度的代谢活性而闻名，它们需要大量的营养物质来支持其快速地增殖。在理论上，提供更多的营养可能会为肿瘤细胞提供更多的"燃料"，从而促进其生长。这一观点在动物实验中得到了一定的支持，其中良好的营养支持与肿瘤生长速度加快之间存在关联。

在人类胃癌患者中，情况则更为复杂。虽然有个别案例显示，在未伴随抗肿瘤治疗的情况下，全肠道外营养的应用可能促使残留肿瘤体积增大，但这并不是一个普遍现象。每个患者的肿瘤对营养的响应存在个体差异，不同患者和不同类型的肿瘤对营养的利用和反应不同。

对于胃癌患者来说，营养不良会削弱患者的免疫力，影响治疗效果和生活质量。因此，营养支持对于维持患者的体力、免疫力和整体健康状况至关重要。缺乏营养支持可能会使患者无法承受治疗，影响治疗效果。

增加营养导致肿瘤增大的风险是一个需要综合评估的问题。在某些情况下，增加营养可能会促进肿瘤生长，但这并不意味着所有胃癌患者都应该限制营养摄入。实际上，良好的营养支持对于患者的整体健康和治疗效果至关重要。因此，关键在于为患者提供个性化的营养支持方案，并在营养支持的同时密切监测肿瘤的响应，以实现营养支持与抗肿瘤治疗的最佳结合。

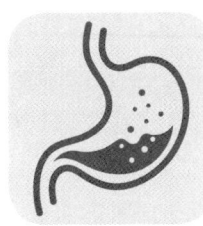

第五节

胃癌患者营养支持的途径与方法

胃癌患者的营养支持主要分为经消化道摄入和非消化道输入两个途径。经消化道摄入的方式包括增强日常饮食、鼻饲、胃造瘘或空肠造瘘，非消化道输入则主要是通过静脉给予高营养。在临床实践中，需要营养支持的胃癌患者通常包括手术后出现消化道并发症、化疗或放疗引起的严重胃肠道反应、头颈部恶性肿瘤导致的消化道梗阻以及伴有严重营养不良需要手术、化疗或放疗的患者。

使用营养支持的基本顺序是，当胃肠功能良好且安全可行时，应首选肠内营养支持。肠内营养符合生理需求、成本较低、操作简单，还便于在家庭中实施。然而，当胃癌患者的胃肠功能障碍，无法实施肠内营养时，就要通过静脉途径进行肠外营养支持。

免疫营养支持是近年来营养治疗领域的一个新兴概念，其通过摄入特定的免疫营养物质，如精氨酸、谷氨酰胺、核苷酸和 $\omega-3$ 脂肪酸等来改善胃癌患者的营养状态，帮助调节免疫机制和机体炎症反应。有研究表明，它可能延长患者生存时间。不过，免疫营养支持还需进行更多的临床研究以进一步验证这些发现。

一、加强胃癌患者的日常饮食营养

实际上，手术是根除肿瘤、消除肿瘤对宿主能量消耗和毒性作用的根本方法。多数情况下，手术后的患者在经过一段时间的调养之后，食欲和体重有可能完全恢复到病前水平。然而胃癌患者往往面临食欲减退甚至缺乏、体重下降等问题，所以应尽早实施预防性的营养措施和食物治疗，根据患者的个性需要调整食物的种类和量。针对食欲缺乏的问题，可以提供易于消化吸收、口味适宜的食物，鼓励少食多餐，使用营养密集型的小吃或营养补充剂来增加热量和营养的摄入。在调整饮食的同时，也可以加入一些药物治疗，以刺激食欲、减轻症状，帮助患者更好地摄入必要的营养。

此外，创造一个愉悦的用餐环境也是促进食欲的重要手段。家人的陪伴鼓励以及对食物的精心准备，都能在心理上帮助患者改善食欲。定期与营养师沟通，根据患者的健康状况和营养需求调整饮食计划，多管齐下，可以有效地帮助胃癌患者改善食欲减退的情况，为恢复和治疗提供坚实的营养基础。

二、鼻饲及造瘘在胃癌患者营养支持中的应用

对于那些无法自主进食的胃癌患者，鼻饲或造瘘是一种重要的营养支持手段。尤其是在手术后或化疗期间，通过鼻饲管直接将营养液输送到胃或小肠中，可以有效保证患者获得必要的营养。

鼻饲管插位置正确可以减少反流和提高营养液吸收。通常，将鼻饲管的顶端放置在食管下端比置于胃内更为理想，尤其是在患者仰卧时。对于长期需要鼻饲的患者，需要学会如何自行移除和重新插入鼻饲管。

鼻饲的营养液成分应根据患者的胃肠功能状态和代谢需求来确定，主要目的在于能为患者提供足够的营养，促进正常的生理功能，帮助增加体重和体力。营养液成分在肠道内不占用太多容积，而且能够在短时间内直接通过小肠吸收，无须过多肠黏膜分泌物的参与。

在开始鼻饲时，可以先将营养液的浓度减半，以每小时50ml的速度慢慢滴入，借重力作用促进营养液的输送。根据患者的适应情况，再逐渐调整注入速度和浓度。初始阶段，部分患者可能会出现腹部痉挛性疼痛、腹胀、恶心、腹泻等不良反应，需要及时进行对症处理，并在必要时调整剂量或暂停鼻饲。

鼻饲营养配方包含了所有必需和非必需氨基酸、蛋白质水解物、少量多种不饱和脂肪酸［包括长链甘油三酯（LCT）和中链甘油三酯（MCT）］、各种碳水化合物、微量元素、维生素和电解质等。这些营养物质可以预先配成粉剂，使用时以生理盐水、肉汤或适当的液体稀释，以满足成人每日2000~3000ml的营养需要，每毫升大约能提供1千卡的能量。

鼻饲和造瘘是避免静脉营养支持相关并发症的有效方法，同时，也能为化疗前的患者提供保护，减轻化疗对胃肠道的不良影响，从而改善患者的营养状态和生活质量。

三、静脉内营养在胃癌患者营养支持中的应用

对于无法通过口服或肠道吸收营养的胃癌患者，静脉内营养成为关键的支持手段，确保患者在无法正常进食或胃肠功能受损时，依然能获取足够的营养。静脉内营养，或称全胃肠外营养（TPN），是直接将营养素输送至血液中，以维持患者的生命活动和体内代谢平衡。

全肠外营养的适用范围广泛，包括因胃肠道功能障碍、急性胰腺炎、肠梗阻、肠瘫痪、短肠综合征、炎性肠病、围手术期、化疗期间等长期无法口服进食的情况。但休克、严重的水电解质及酸碱平衡失调状态则不适用。

肠外营养的配制通常由专业机构完成，以确保安全性和效能，满足人体每日所需的全部营养素。实践证明，即使在完全禁食的情况下，通过静脉高营养支持，患者体内的蛋白质合成、肌肉和骨骼生长等生命活动仍可正常进行。

在胃癌治疗中，尤其是化疗期间，静脉内营养支持是至关重要的辅助措施。它不仅能够提高化疗药物的耐受性，减少胃肠道副作用的发生，还能改善肝脏和肾脏的功能，预防化疗引起的不良反应，维持氨基酸平衡，帮助患者延长生存时间。

（一）氨基酸在胃癌患者全肠外营养支持中的作用

氨基酸不仅是人体生命活动的基本组成部分，而且在新陈代谢和众多生理功能中发挥着核心作用。在胃癌等肿瘤疾病中，肿瘤的生长消耗及治疗的副作用，常常导致患者体内氨基酸的供给与需求失衡，从而影响到蛋白质的合成与代谢平衡。在这种情况下，通过全肠外营养途径补充氨基酸，成为纠正不良营养状态、促进组织修复与生理功能恢复的有效手段。外源性氨基酸的补充可以迅速被组织细胞吸收，参与蛋白质的合成，助力患者达到正氮平衡，同时促进酶类、激素、抗体及结构蛋白的生成，加速组织愈合，有利于胃癌患者的整体恢复，加速康复进程。

在实际应用中，肠外营养支持的氨基酸制剂主要分为平衡型氨基酸制剂和特定疾病用氨基酸制剂两大类，以适应不同年龄段患者和特定疾病状态的需求。值得注意的是，氨基酸制剂的疗效与其组成成分的数量并非成正比关系，关键在于科学配置其成分、匹配患者个体需求。

对于伴有肝脏或肾脏功能损害的胃癌患者，选择合适的氨基酸制剂尤为

关键。肾功能受损的患者更适合使用以必需氨基酸为主的溶液，而肝功能障碍的患者则应选择富含支链氨基酸的溶液，优化氮源的供给，从而为胃癌患者的营养治疗提供更加精准和有效的支持。

（二）脂肪乳在胃癌患者全肠外营养支持中的作用

脂肪酸的氧化过程能够释放大量的能量供机体利用，而且其代谢产物二氧化碳（CO_2）相较于葡萄糖氧化产生的 CO_2 更少，这对于一些肺功能不全的胃癌患者来说尤其重要，能有效减轻肺部的代谢负担。

脂肪乳剂的常用类型主要包括 LCT、MCT 以及中链或长链甘油三酯的物理混合型。MCT 由于其在血液中的消除速度快和高效的能量氧化供应能力，特别适合那些肿瘤转移至肝脏导致的卡尼汀转运酶活性降低而无法有效利用 LCT 的胃癌患者。此外，MCT 的代谢产物比 LCT 产生的 CO_2 更少，为那些存在呼吸系统问题的患者提供了更为适宜的能量来源。

ω-3 鱼油脂肪乳剂因其独特的免疫调节功能，展现出抑制肿瘤生长的潜力，ω-3 脂肪酸不仅能够提供高效能的能源，还可通过调节免疫反应，间接抑制肿瘤细胞的增殖与扩散，为胃癌患者提供了一个新选择。

因此，脂肪乳剂在胃癌患者的营养支持方案中发挥着关键作用，不仅是能量的直接来源，也在免疫调节和肿瘤抑制方面发挥重要价值。

（三）碳水化合物在胃癌患者全肠外营养支持中的作用

碳水化合物，尤其是葡萄糖，在胃癌患者的临床营养支持中扮演着核心角色。作为机体的主要能量来源之一，碳水化合物不仅能够提供必要的热量以支持日常生理活动，还能有效补充体液，维持身体的电解质平衡。

胃癌患者如果正在经历化疗或放疗，处于高度应激状态，可能会影响其葡萄糖的代谢，此时，通过静脉输注葡萄糖液体，配合胰岛素使用，可以显著改善葡萄糖的生物利用率，从而更有效地为患者提供热量，减少应激状态下的代谢紊乱。

临床上，葡萄糖注射液和葡萄糖氯化钠注射液是最常用于肠外营养支持的碳水化合物来源。这些解决方案是一种经济有效的能量补充手段，而且在调节机体水盐平衡、支持恢复期和手术后恢复等方面具有重要作用。

（四）多腔袋肠外营养制剂在胃癌全肠外营养支持中的应用

这种制剂通常包含三个独立腔室，分别装有葡萄糖及电解质注射液、氨基酸注射液以及脂肪乳注射液，实现葡萄糖和脂肪乳的双能源同时输入，有效降低高血糖的风险，降低液体负担过重的可能性，并确保必需氨基酸的供应及蛋白质合成的效率。

该制剂设计的一大优点是其组成成分能长期稳定地保存在同一容器内，无须冷藏，同时保证了瞬间的完全混合。在添加了必要的微量元素和维生素之后，便可直接配置成适用于多数胃癌患者的"全合一"营养液。这种便捷的设计不仅降低了临床上临时配置时可能出现的颗粒污染和微生物污染的风险，还节省了宝贵的人力和时间资源，提高了治疗效率。

对于胃癌患者而言，尤其是那些因手术或化疗、放疗而面临胃肠功能障碍和严重营养不良的患者，多腔袋复方营养制剂提供了一种安全、有效、便捷的营养支持方式。通过精确控制营养成分的比例和总量，来帮助患者改善整体营养状况，支持其体力的恢复，增强对治疗的耐受性，从而为治疗和康复奠定坚实的营养基础。

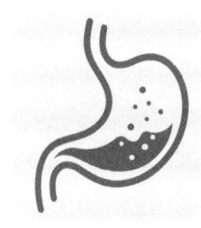

第六节

全胃肠外营养在胃癌治疗中面临的问题

TPN 是一种绕过胃肠道直接供给营养的方法，特别是对于因手术、化疗或放疗出现胃肠道功能障碍及消化吸收问题的患者，TPN 可以迅速改善他们的一般健康状况，有利于疾病的治疗和机体恢复。然而，随着 TPN 日益广泛应用于胃癌治疗，其产生的不良反应和并发症也日益显现。

一、技术相关并发症

在采用 TPN 时，深静脉置管技术是不可或缺的一部分。然而，这一技术虽然为营养物质的输送提供了便捷的途径，却也带来一系列潜在的并发症，影响患者的恢复和生活质量。

（一）气胸、血胸、水胸

在深静脉置管过程中，因技术操作不当或患者个体差异，可能会不慎穿刺到周围的组织或器官，导致空气、血液或体液积聚在胸腔内，形成气胸、血胸或水胸，这不仅会增加患者的痛苦，还可能急需通过手术等方式进行紧急干预，增加治疗成本和复杂性。

（二）导管扭结或折断

导管在体内的位置变动或不当操作可能导致导管扭结甚至折断，这不仅会立即阻断营养物质的输送，还可能造成导管残留体内，引起严重的并发症，如感染、血栓等，严重时甚至需要通过手术方式取出残留的导管碎片。

对此，可以做的预防措施如下。

（1）技术操作。确保执行深静脉置管操作的医务人员经过充分的培训，具备操作经验，熟练掌握相关技术和操作规范，使用适当的设备和工具，减少操作过程中的风险。

（2）严格无菌。操作过程中应严格遵循无菌操作原则，减少感染的风险。

（3）术前准备。充分评估患者的具体情况，包括解剖结构、既往病史等，选择最适合的穿刺部位和路径。

（4）术后监测。放置导管后，应定期进行 X 线检查或采用其他适宜的监测手段，确保导管位置正确，及时发现并处理并发症。

（5）患者教育。对患者及其家属进行适当的教育，告知他们有关深静脉置管的注意事项和可能的风险，以及如何识别相关并发症的早期症状，以便及时求医。

二、与营养液有关的并发症

（1）高血糖、低血糖及非酮症高渗性昏迷可能由于输入高渗葡萄糖引发。

（2）高氯性代谢性酸中毒与氨基酸输入有关。

（3）肝毒性反应，表现为转氨酶、碱性磷酸酶及血清胆红素水平升高，可能是由于氨基酸耐受不良或长期高糖摄入引起。

（4）脂肪乳输入相关并发症包括必需脂肪酸缺乏和胆道疾病。

三、经济负担

与肠内营养相比，TPN 成本高昂，可能加重晚期肿瘤患者的经济负担。

四、输注管理问题

TPN 要求严格的输注时间控制，氨基酸和脂肪乳的滴注速度必须慢，以避免加剧不良反应。长时间的大容量液体输注可能会让晚期胃癌患者感到疲惫不堪，严重影响生活质量，并给日常护理和医疗检查带来不便。

第七节

早期肠内营养治疗

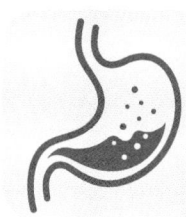

早期肠内营养（EEN）是胃癌患者营养管理中的一个重要环节，特别是在患者无法通过正常饮食摄取足够营养时。EEN 是指在患者住院后 48h 内开始的肠道内营养，不论剂量和类型如何。这种治疗的核心在于"早期"，即在患者手术或治疗后的第一时间就开始营养支持，以保护胃肠黏膜屏障，减轻黏膜通透性，促进胃肠道蠕动，增加胃肠道血液供应，提高局部和全身免疫功能，降低继发感染风险，缩短住院时间，降低医疗费用，明显改善预后。

一、EEN 的实施与效果

EEN 的实施需要综合考虑患者的具体情况，包括营养风险筛查、评估和干预。研究表明，EEN 能有效稳定白蛋白水平和前白蛋白水平，促进患者营养恢复，显著减轻术后不适症状，缩短住院时间，提高患者的生活质量。此外，EEN 的经济性和效益比较好，具有更高的性价比。

然而，进食障碍是 EEN 面临的一个普遍问题，这在一定程度上限制了 EEN 的广泛应用。EEN 的不良反应不仅会影响患者的舒适度，延长康复期，还可能引发严重的并发症，极大地影响患者的生活质量。

二、EEN 的分类与顺序性治疗

EEN 分为顺序性 EEN 和非顺序性 EEN。研究发现，术后胃肠功能的恢复呈现出阶段性特征。通过采用适当剂量和类型的肠内营养制剂，可以显著改善患者的耐受性，促进消化道营养吸收及胃肠功能的恢复，提升患者术后的整体营养状态，加速患者的恢复。

顺序性的早期肠内营养治疗具体做法是在手术后的前 1～2 天优先使用不需消化即可吸收的氨基酸型肠内营养制剂，随着胃肠功能的逐渐恢复，在手术后第 3 天或第 4 天逐步过渡到短肽类制剂，晚期则转换为含纤维素的完整蛋白型肠内营养制剂。

与传统的肠内营养治疗相比较,顺序性早期肠内营养治疗能平均缩短 8.5±2.6 天的住院时间,说明该方法能够加速患者的康复过程。

三、EEN 的经济性与有效性

Kernick 在 1998 年提出的医疗服务的成本效益分析强调了医疗决策中资金输入与输出的重要性。使用 EEN 的观察组与对照组的总费用进行了比较,发现观察组的总费用明显低于对照组,且观察组的疗效指标也优于对照组,显示出顺序性早期肠内营养治疗的经济性和有效性都优于传统治疗方法。

四、EEN 与胃癌患者营养管理

对于胃癌患者而言,合理且均衡的膳食结构是恢复健康的基础。这包括每日摄入谷物、蔬菜和肉蛋类,以及富含大豆和油脂成分但低脂肪的食物。新鲜蔬菜中富含的胡萝卜素和维生素 C 对增强身体素质和机体的抵抗力有着不可或缺的作用。美国的预防癌症计划提倡将高热量食物的比例从 38% 降至 25% 以下,并增加蔬菜和水果的摄入量,通过平衡的营养摄入增强身体素质和免疫力,从而有效延长癌症患者的生存时间,并显著改善他们的生活质量。

总之,EEN 应被视为胃癌患者综合治疗计划中的重要组成部分。它与传统治疗方法结合使用,将为患者带来更好的治疗效果和生活质量的提升。在治疗初期就开始营养支持,EEN 有助于保护胃肠功能,提高免疫功能,改善患者的整体康复和预后。

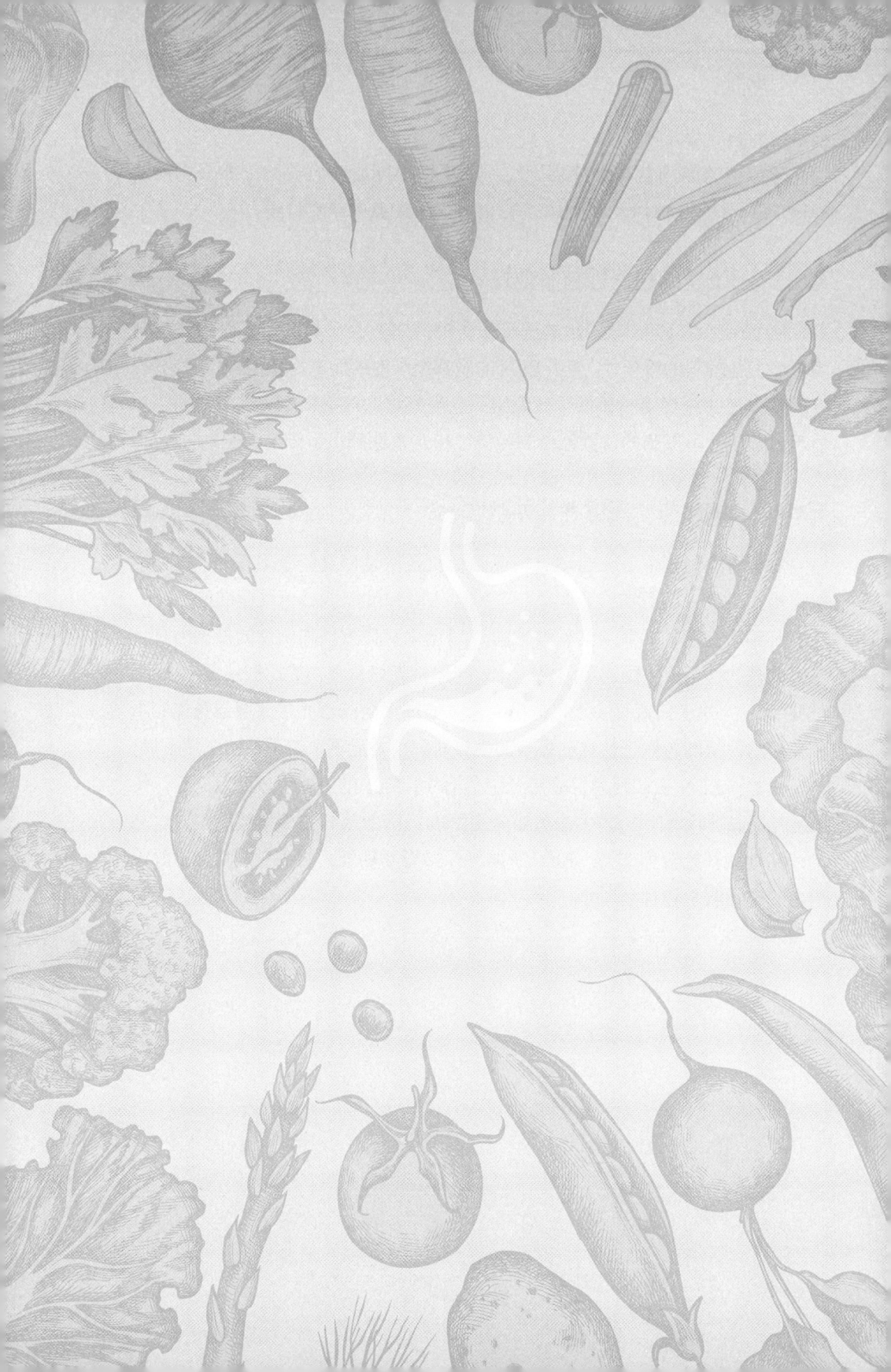

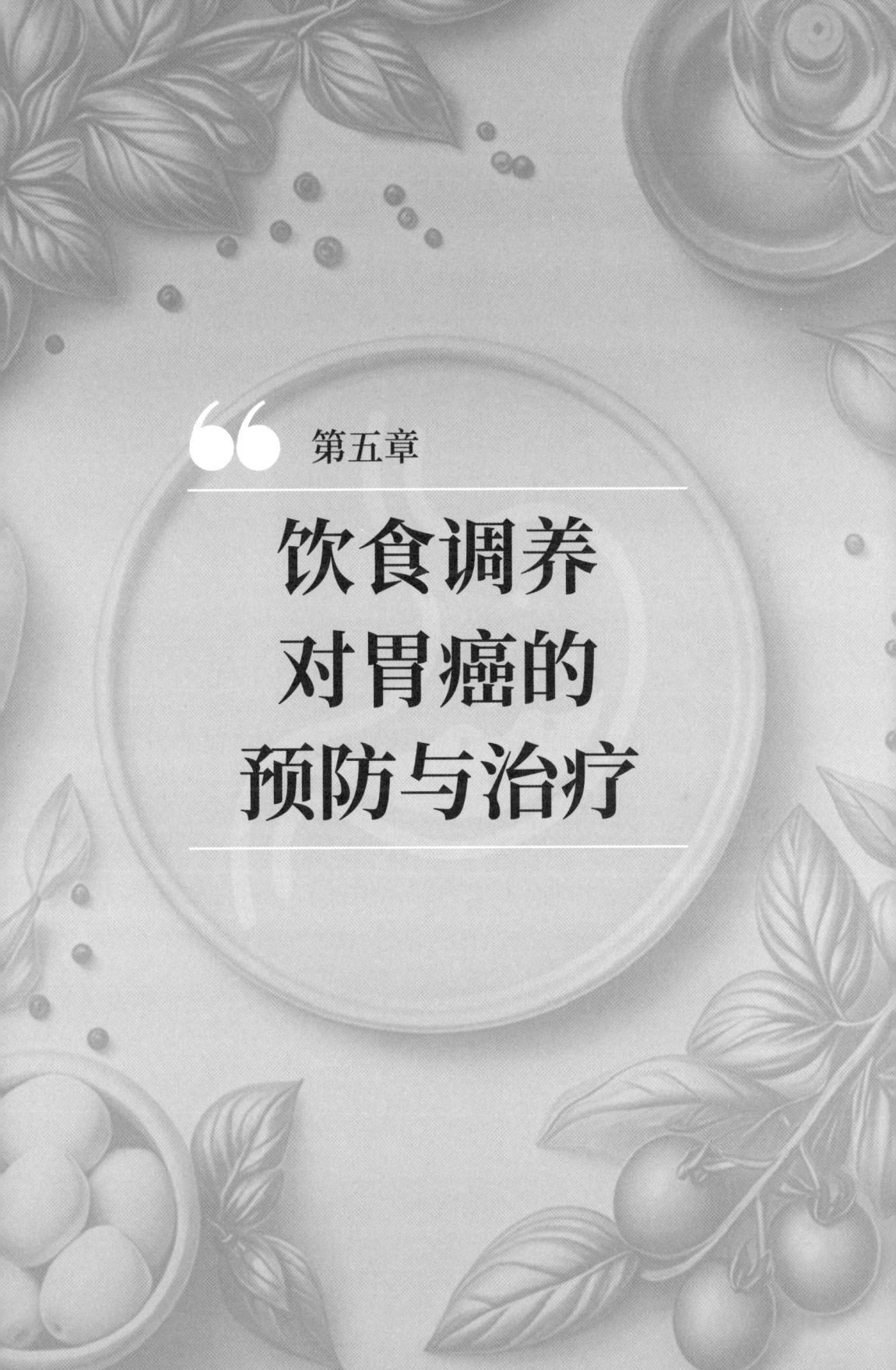
第五章
饮食调养对胃癌的预防与治疗

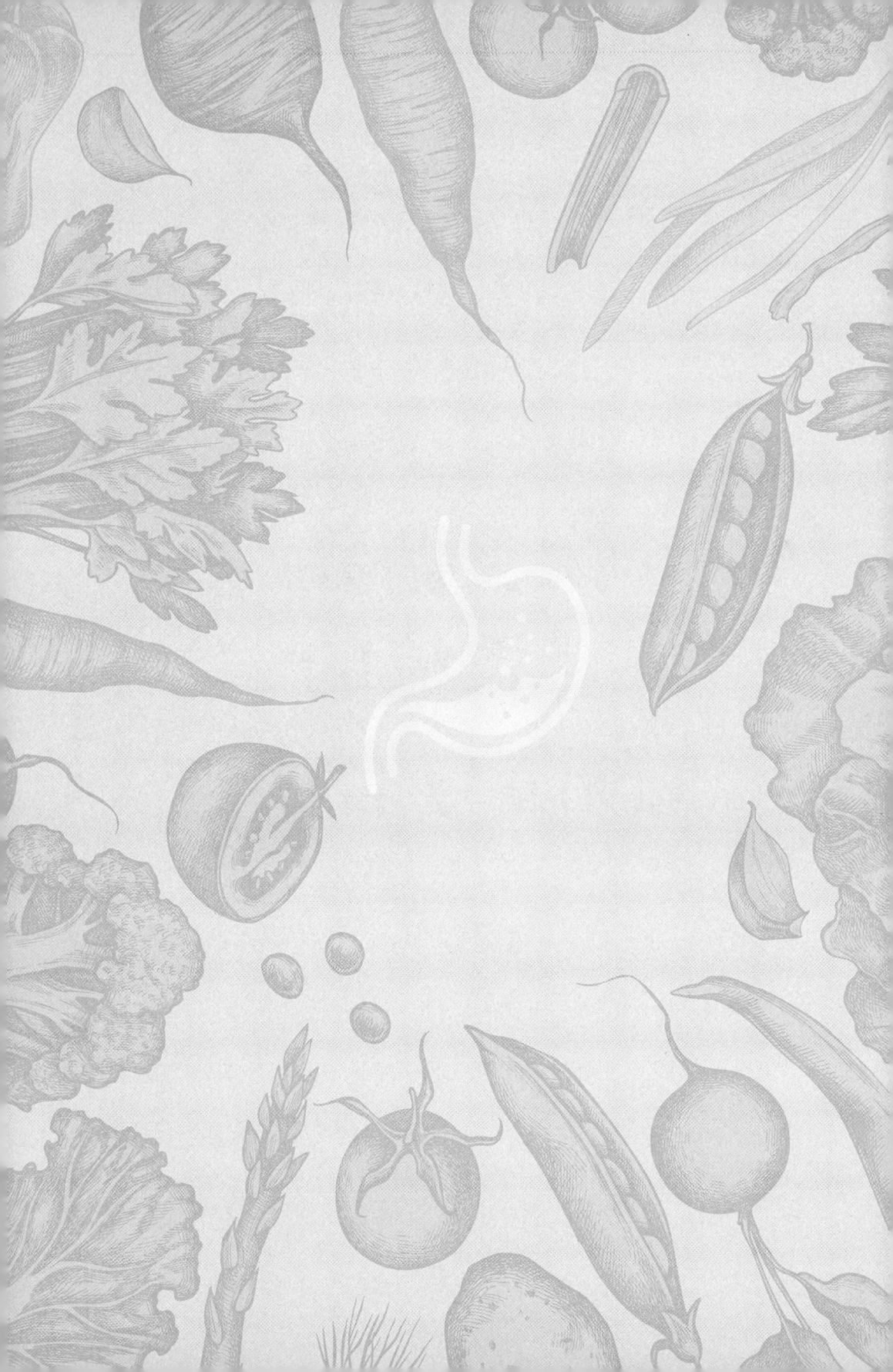

第一节

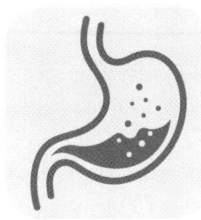

胃癌饮食建议

一、适当搭配膳食纤维

在胃癌的预防与治疗中,膳食纤维的作用不容忽视。作为消化系统健康的守护者,膳食纤维以其"肠道清道夫"的美誉,在维护消化系统健康方面发挥着关键作用。

膳食纤维在胃癌预防与治疗中有许多益处。

(1)促进肠道蠕动。膳食纤维通过增加大便体积,促进肠道蠕动,有效预防和缓解便秘,为消化系统提供顺畅的运作环境。

(2)加快肠道传输时间。膳食纤维加速了食物残渣通过消化系统的速度,缩短了有害物质在肠道内的停留时间,减少致癌物质与肠壁的接触机会,从而降低胃癌风险。

(3)吸附有害物质。特定类型的膳食纤维能够吸附胆固醇和某些致癌物,通过粪便排出体外,减少这些有害物质对人体的潜在危害。

(4)调节血糖水平。膳食纤维能减缓糖分吸收,帮助控制血糖水平,对糖尿病的预防和控制起到积极作用,为胃癌患者提供稳定的内环境。

(5)促进肠道有益菌群生长。部分膳食纤维作为益生元可促进肠道有益菌的生长,维护肠道微生态平衡,增强肠道屏障功能,抵御致癌物质的侵袭。

为了充分利用膳食纤维的健康益处,以下是一些高纤维食物的推荐清单,这些食物不仅营养丰富,而且容易被用于我们的日常生活饮食中。

(1)谷物类。包括燕麦、糙米、全麦面包、糙米饭、荞麦等,这些谷物是膳食纤维的优质来源,为早餐或主食提供丰富的纤维。

(2)豆类。包括黑豆、红豆、绿豆、豌豆、鹰嘴豆等,豆类不仅纤维含量高,还富含蛋白质和其他重要营养素,有助于提高饱腹感。

(3)蔬菜类。包括菠菜、西蓝花、甘蓝、胡萝卜、甜菜等,这些蔬菜纤维含量高，且热量低，是健康饮食的理想选择。

（4）水果类。包括苹果、香蕉、梨、桃、浆果（如草莓、蓝莓）等，这些水果不仅味道鲜美，还能提供必要的维生素和矿物质。

（5）坚果和种子。包括扁豆、亚麻籽、杏仁、核桃、夏威夷果等，它们含有的健康脂肪和蛋白质，与膳食纤维共同作用，有助于维持饱腹感和健康体重。

将这些高纤维食物应用于日常饮食中，不仅能够提升消化系统的健康，还能帮助预防胃癌及其他多种慢性疾病。例如，早餐可以选择一碗营养丰富的杂粮粥；午餐和晚餐可以搭配一份色彩丰富的蔬菜沙拉，与全麦面包或糙米饭一起食用；零食则可以选择一些新鲜水果或一小把坚果。通过这样的饮食调整，我们可以轻松享受膳食纤维带来的健康益处，为胃癌的预防与治疗打下坚实的营养基础。

二、限制食盐和加工食品的摄入

在胃癌的预防与治疗中，饮食的调整至关重要。高盐饮食与胃癌之间存在明确的联系，过量摄入盐分（尤其是钠）会损害胃黏膜，增加胃内 Hp（幽门螺杆菌）感染的风险，这是胃癌的主要风险因素之一。此外，盐腌食品中的亚硝酸盐和硝酸盐在体内可转化为具有致癌性的亚硝胺，进一步增加罹患胃癌的风险。因此，减少食盐摄入量，避免过多食用加工食品和腌制食品，是预防胃癌的重要措施。为了减少食盐摄入，保持胃部健康，以下是一些实用的替代食品和调味建议。

（1）使用天然香料和草药。在为食物增添风味时，可利用大蒜、姜、葱、香菜、薄荷、罗勒、迷迭香等天然香料和草药。这些食材不仅能为菜肴增添风味，还能减少对食盐的依赖，增加饮食的多样性和乐趣。

（2）选择低钠或无钠产品。市面上有许多低钠或无钠的调味品，如低钠酱油和低钠鸡精。选择这些产品可以有效控制钠的摄入量，同时保持食物的美味。

（3）利用柠檬汁或醋来提味。柠檬汁和各种醋（如苹果醋、米醋）不仅能增加食物的酸味，还能在不增加钠摄入的情况下提升食物的风味，为饮食带来清新的口感。

（4）自制调味料。自制调味料可以让你完全控制其中的盐分含量。例如，自制的番茄酱、辣椒酱和沙拉酱等，都可以根据个人口味调整盐的添加量，既健康又美味。

（5）食用海藻和其他海产品。一些海藻和海产品自然含有咸味，可以作为制作汤或炖菜时的天然调味料。同时，它们还能提供丰富的微量元素和营养，为胃癌的预防与治疗提供营养支持。

通过上述建议替代高盐食物和调味料，不仅可以降低胃癌风险，还能帮助维持整体的心血管健康。在胃癌的预防与治疗中，合理的饮食管理是提高治疗效果和生活质量的关键。通过减少食盐摄入，我们可以为胃部健康打下坚实的基础，享受更加健康的生活。

三、减少红肉和加工肉类的摄入

在胃癌的预防与治疗中，饮食的选择至关重要。减少红肉和加工肉类的摄入是降低胃癌风险的重要措施之一。研究已经表明，过量摄入红肉（如牛肉、羊肉和猪肉）和加工肉类（如香肠、火腿和培根）可能增加胃癌的发生率。这种风险增加可能与这些食物中含有的特定化合物，如亚硝酸盐和多环芳烃有关，这些物质在加工或烹饪过程中可能形成致癌物。

流行病学研究也指出，经常食用大量红肉和加工肉类的人群胃癌发生率较高。这些食物中的亚硝酸盐和亚硝胺在体内可转化为潜在的致癌物质，损害胃黏膜，促进癌细胞的形成。因此，为了降低胃癌风险，建议选择更健康的蛋白质来源替代红肉和加工肉类。

健康的蛋白质来源包括以下几种。

（1）鱼类和海鲜。富含 ω-3 脂肪酸和其他重要营养素，可以降低患癌的风险。

（2）家禽肉。如鸡肉和火鸡肉，选择去皮的瘦肉部分，以减少摄入的脂肪量。

（3）豆类和豆制品。如豆腐、豆浆和各种豆类，不仅提供高质量的植物蛋白，还含有丰富的纤维和微量元素。

（4）坚果和种子。如杏仁、核桃和奇亚籽，是优质的植物蛋白来源，同时还含有健康的脂肪和纤维。

通过增加这些健康蛋白的摄入量，不仅可以减少罹患胃癌的风险，还有助于维护整体健康，推动健康饮食习惯的形成。同时，注意多样化饮食，确保摄入足够的营养素，以维持身体的正常功能。在胃癌的预防与治疗中，通过合理的饮食调整，我们可以为身体提供更好的保护，养成健康的生活习惯。

四、选择温和、易消化的食物

在日常饮食中，选择温和易消化的食物是调养脾胃、保护消化系统的有效方式之一。

过于油腻、生冷或难以消化的食物会增加脾胃的工作强度，长期下来可能导致脾胃负担太重，功能减弱，出现消化不良、腹胀等症状。温和易消化的食物能够被脾胃更快更好地吸收，减少对脾胃的负担，能更有效地转化为身体所需的能量和营养素，支持身体的正常运作。刺激性强的食物（如辛辣、过热或过冷的食物）可能伤害胃黏膜，引起炎症甚至是胃溃疡。选择温和的食物可以避免这种刺激，保护胃黏膜不受损伤。在确保食物温和易消化的前提下，保持饮食多样化，确保摄入全面的营养。

常见的温和易消化食物有粥、煮熟的蔬菜和瘦肉等。粥是典型的温和易消化食物，尤其是小米粥、大米粥等。粥能够为脾胃提供易于吸收的营养，特别适合体质虚弱、消化不良的人群。新鲜蔬菜富含维生素和矿物质，但生食可能较难消化。将蔬菜煮熟，如蒸菜花、胡萝卜泥等，不仅保留了营养成分，也更易于脾胃吸收。瘦肉（如鸡胸肉、瘦牛肉）可提供高质量的蛋白质，相较于肥肉更易被消化。煮、蒸或炖的烹饪方式可以使肉类更加柔软、易于消化。

五、避免食用冷饮和过冷食物

摄入过于冰冷的饮料和食物，可能直接损伤脾胃，并对脾胃功能产生长期的影响。

（1）刺激胃黏膜。冷饮和冷冻食物进入胃部后，会突然降低胃内环境的温度，这种急剧的温度变化会刺激胃黏膜，导致胃部不适，如疼痛、胀气等症状，长期刺激会使脾胃的感受迟钝，虽然表面上没有感觉到不适，但实际上伤害已经发生。

（2）损伤脾胃功能。过度摄入冷饮和过冷食物会损害脾胃功能，影响其消化吸收功能。长此以往，可能会导致脾胃功能减弱，出现消化不良、腹泻等问题。

（3）影响营养吸收。脾胃是人体摄取和转化营养的主要场所，其功能的下降会直接影响身体对食物中营养的吸收和利用，久而久之可能导致身体虚弱、免疫力下降。

（4）增加胃病风险。脾胃长期处于低温状态，容易导致寒气在体内积聚，形成内寒。内寒是许多胃病的根源，如慢性胃炎、胃溃疡等，严重时还可能增加胃癌的风险。

无论是在炎热的夏季还是寒冷的冬季，室温饮料是保护脾胃的最佳选择。室温饮料不会对胃部造成刺激，更有利于脾胃健康。尤其在寒冷的季节，多食用一些温热性质的食物，如姜茶、热粥等，可以帮助温暖脾胃，促进消化。

进餐时尽量避免大量饮用冰水或冷饮，即使在夏天，也应适当控制冷饮的摄入量，避免饭后立即吃冰激凌等冷食。在日常饮食中，可以适当增加一些生姜、红枣等具有温中益气作用的食材，通过食物本身的温性来调节脾胃，增强其功能。

六、避免食用过烫食物

保持脾胃健康对于维护整体的健康状态至关重要，这不仅需要避免摄入过冷的食物和冷饮，同样重要的是防止过热食物对消化系统的潜在伤害。过热的食物和饮料可能直接刺激胃黏膜，导致局部烫伤或炎症，长此以往可能诱发胃炎或胃溃疡，甚至增加胃癌的风险。此外，过热食物可能破坏食物中的营养成分，损伤口腔和食管黏膜，影响味觉和食欲。为了避免这些伤害，对于刚煮沸或烹饪好的食物，建议适当等待，让食物温度降低至适宜的温度再食用；对于热饮如茶、咖啡等，也应待其温度在一个适宜的范围内再饮用。饮食既不寒凉也不过热，有助于保持脾胃健康，促进营养吸收，维护身体的整体健康。

七、减少刺激性食物的摄入

维护脾胃健康和预防胃病，尤其是预防胃癌，应当减少刺激性食物，包括油炸食品、辛辣食物、过酸或过咸的食物等的摄入，其强烈的刺激作用会对胃黏膜造成伤害。

(一)刺激性食物对脾胃的影响

（1）直接损伤胃黏膜。刺激性食物会直接对胃黏膜产生刺激，导致胃黏膜炎症、糜烂甚至出血，长期刺激可能诱发胃溃疡。

（2）影响消化功能。频繁摄入刺激性食物会破坏脾胃的正常消化功能，导致消化不良、腹泻或便秘等问题。

（3）增加胃癌风险。长期的刺激性食物摄入，尤其是油炸和辛辣食品的摄入，被认为与胃癌的发生有较强关联，其可能通过持续的局部刺激和炎症，促进癌变过程。

(二)如何减少刺激性食物的摄入

（1）调整饮食结构。积极调整饮食结构，增加新鲜蔬菜和水果的比例，摄入足够的纤维素，减少油炸、辛辣等刺激性食物的摄入。

（2）选择健康烹饪方式。采用蒸、煮、炖等烹饪方式代替油炸，减少食物中的刺激性成分，同时保留更多的营养素。

（3）适量调味。调味上尽量简单自然，减少辛辣调料的使用量，避免放过多的盐和醋，以减轻对脾胃的刺激。

（4）饮食多样化。保持饮食的多样性，避免长期单一的食物摄入，尤其是刺激性强的食物的摄入，以减少脾胃的负担。

（5）倾听身体反馈。留意食用特定食物后的身体反应，如出现胃痛、胃胀等不适症状，应立即减少甚至避免此类食物的摄入。

通过减少刺激性食物的摄入，可以显著减轻脾胃的负担，减少胃部疾病，降低胃癌的风险。健康的饮食习惯需要我们在日常生活中持续实践和维护，以食养生，保护脾胃，维护整体健康。

八、注意饮食的均衡和多样性

在胃癌的预防与治疗中，饮食的均衡和多样性是维护健康的关键。一种丰富多样的饮食模式不仅能确保身体获得必需的各种营养素，还能有效降低患病风险，提升整体健康水平。

(一)均衡饮食的构成

一个理想的均衡饮食应包括以下几类关键食物。

（1）丰富的蔬菜和水果。它们提供了必需的维生素、矿物质和抗氧化剂，对预防胃癌至关重要。

（2）充足的高纤维食品。如全谷物和豆类，它们有助于促进肠道健康，预防便秘，同时稳定血糖水平。

（3）适量的优质蛋白质。包括瘦肉、鱼类、家禽和豆制品，这些食物是修复和构建身体组织所必需的。

（4）适量的健康脂肪。如橄榄油、坚果和种子，它们提供必需脂肪酸，有助于维生素的吸收，并支持心脏健康。

（5）限制高盐、高糖和高脂肪食品。这些食品可能增加胃癌和其他慢性疾病的风险。

（6）充足的水分。保持适当的水分摄入，有助于维持身体功能和促进新陈代谢。

（二）实现饮食多样性的方法

生活中实现膳食多样性有多种方法。

（1）变换蔬菜和水果。每周尝试不同种类的蔬菜和水果，多吃当季蔬果，以获得更多营养。

（2）选择全谷物。将精制谷物产品替换为全谷物，如全麦面包、糙米和燕麦，以增加膳食纤维的摄入。

（3）蛋白质来源多样化。将动物蛋白质和植物蛋白质结合起来食用，例如，除了瘦肉和鱼类，还可以增加豆类、豆腐和坚果的摄入。

（4）尝试新食谱。尝试新的食谱和烹饪方法，不仅可以使饮食多样化，还能发现新的喜好，增加饮食的乐趣。

（5）食用不同颜色的食物。尽量让餐盘上的食物呈现多种颜色，每种颜色的食物都代表了不同的营养素，有助于获得全面的营养。

九、定时定量饮食

（一）定时定量饮食的重要性

（1）促进消化吸收。人体的消化系统，尤其是脾胃，依赖于一定的节律来高效地进行食物的消化与营养的吸收。定时进餐可以帮助脾胃预先调整到最佳的消化状态，促进食物的有效分解和营养的吸收。

（2）避免脾胃负担。不规律的饮食习惯，如暴饮暴食、长时间空腹或过饱等，会给脾胃带来过大的负担，久而久之可能导致消化不良、胃痛、腹胀等症状，损伤脾胃功能。

（3）维护生理节律。人体内有其自身的生物钟，定时定量进餐有助于维持人体的生理节律，对提高睡眠质量、增强免疫力等也有积极作用。

（4）预防疾病。长期遵循定时定量的饮食习惯有助于预防脾胃疾病的发生，包括胃炎、胃溃疡等消化系统疾病的发生，甚至减少罹患胃癌的风险。

- （二）如何养成定时定量的饮食习惯

（1）制订饮食计划。根据个人的生活和工作节律，制订一个合理的饮食时间表，并尽量遵循这一计划，逐步培养规律的饮食习惯。

（2）避免过饥过饱。学会倾听身体的饥饿信号，避免长时间饥饿或一次性过量进食。建议分餐次适量进食，保持饥饱适中，在过度饥饿后不要暴饮暴食。

（3）注意饮食质量。定时定量的同时，也要注重饮食的均衡与健康，选择新鲜、营养丰富的食物，避免过度加工和油腻的食品。

（4）适度饮水。定时补充水分，但避免在饭前和饭中大量饮水，以免稀释胃液，影响食物的消化。

实施定时定量的饮食习惯，不仅可以促进脾胃的健康，还能提升整体的生活质量，是一种简单而有效的方法，值得每个人在日常生活中认真实践。

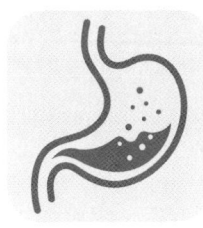

第二节

预防胃癌的食物

在探索与癌症对抗的多样化方法中,日常饮食的作用不容忽视。这一节我们将深入了解那些在预防癌症方面显示出潜力的食品,特别是一些防癌常备菜。抗氧化剂和植物化学物质是防癌饮食中的关键角色。研究发现,十字花科蔬菜可以通过其丰富的植物化学物质保护体内细胞免受环境有害因素的侵害,阻止细胞损伤和基因突变,而维生素C、茄红素、β-胡萝卜素等抗氧化剂则广泛存在于多种蔬果中。日常大量食用蔬菜和水果能有效减少癌症发生的可能,例如西蓝花、浆果和大蒜等食物因低卡路里、低脂肪同时富含抗氧化剂和植物化学物质而备受推崇。防癌饮食与一般的健康饮食并无显著区别,重点在于均衡摄入蔬果、全谷物、瘦肉和鱼类。同时,控制体重至关重要,因为肥胖不仅会增加心脏病和糖尿病的风险,还可能提高罹患乳腺癌、子宫内膜癌和大肠癌的可能。因此,通过均衡饮食维持健康的体重,也是预防癌症的重要方法。我们精选出一些预防癌症的食品,以便为大家提供一个科学且易于实施的防癌饮食指南。通过合理安排每日饮食,在享受美味之余,也为身体构筑一道防御癌症的坚实屏障。

一、海参

海参自明代以来便被视为补益珍品,收录于药典之中。它富含高质量蛋白质、多种矿物质及微量元素,并含有特有的海参毒素与海参酸性多糖等活性成分。海参性质温和,味道甜美,传统中医认为其具有补肾益精、养血润燥等多重功效。正如《本草从新》所述海参能:"补肾益精,壮阳疗痿。"在《五杂俎》中,海参被誉为"温补之宝""堪比人参",因此有了"海参"之名。它不仅因独特的口感而受到珍视,更因其丰富的营养价值和潜在的健康益处而备受推崇。在胃癌的预防和辅助治疗方面海参也有一定的辅助意义,研究发现,海参酸性多糖等活性成分具有抗肿瘤功能,能够抑制肿瘤细胞的生长和扩散，增强机体的免疫反应，对抗癌细胞，从而在一定程度上帮助防止胃癌的发生和发展。此外，海参中丰富的蛋白质和营养素也有助于增强患者体质，改善因癌症治疗引起的营养不良状态，提高生活质量。

海参的食用方式多样，可以炖汤、烧煮或作为菜肴的配料，与火腿、猪羊肉等一同烹饪，既可以发挥其滋阴补血、润燥调经等传统功效，也能为患者提供必要的营养支持。此外，海参质地软滑，便于消化系统较为脆弱的胃癌患者消化吸收。

海参有以下几种食用方法。

（1）海参粥。将海参和小米一起放入锅中，加水煮成粥。在粥快熟的时候加入适量的盐和葱花调味。这道粥营养丰富，易于消化吸收，适合体质虚弱和康复期的人食用。

（2）海参炖鸡。将海参和鸡肉一同放入炖锅中，加入适量的水和各种调味料，小火慢炖至鸡肉熟透、海参软糯。这道菜汤鲜味美，营养丰富。

（3）海参扒时蔬。先将海参泡发后用油略煎至两面金黄，然后和时令蔬菜一起摆放在盘子中，上面淋上事先调好的酱汁，用中小火快速炖煮几分钟即可。这样不仅能品尝到海参的鲜美，还能享受到蔬菜的清新。

（4）凉拌海参。将海参泡发后煮熟切成小块，与黄瓜丝、胡萝卜丝等生蔬菜拌在一起，加入酱油、醋、芝麻油等调味料拌匀即可。这道菜凉爽开胃，特别适合夏季食用。

二、大蒜

大蒜，尽管其特有的气味不被一些人所喜爱，它却蕴含着强大的抗癌力量。大蒜中的硫化物不仅能阻止致癌物质在体内形成，还能促进 DNA 的修复，有效消灭癌细胞。此外，大蒜的抗菌能力，尤其是对幽门螺杆菌的杀灭作用，能够降低罹患胃溃疡及胃癌的风险。大蒜的"亲戚"，如洋葱、大葱和韭菜等同样拥有预防胃癌的潜力。研究还指出，大蒜能显著降低发生结肠癌的可能性。要激活大蒜中的抗癌成分，最好的方法是在烹饪前将其去皮切碎，并让其静置 15~20min，这样可以使其内部的酶活化，释放出有益的硫化物，为身体提供最佳保护。虽然市面上有许多声称含有大蒜素的营养补充剂，但目前还缺乏充分的科学证据证明它们能像天然大蒜那样有效防癌。在烹饪时使用大蒜，不仅能够增添美食的风味，还能让我们享受到其健康益处。

以下是几种简单又美味的大蒜食用方法。

（1）酱料和调味品。将新鲜的大蒜剁碎，加入沙拉酱、蘸酱或调味酱中，不仅能增加风味，还能为饮食增添健康元素。

（2）烤大蒜。将整个大蒜头顶部切去，露出大蒜瓣，滴上橄榄油，用锡纸包裹，然后在烤箱中烤至软糯。烤大蒜甜美、软糯，可以作为面包的抹酱或是混入炒菜中。

（3）大蒜面包。将切片的大蒜与黄油、香草和一点盐混合，涂抹在面包片上，然后烤至金黄酥脆，简单又美味。

（4）蒜蓉炒菜。在炒菜时，先用热油爆香切碎的大蒜，再加入其他食材，这样不仅能提升菜肴的香气，还能增加抗癌成分的摄入。

（5）蒜香烤肉。在准备烤肉的腌料中加入大量切碎的大蒜，使肉类在烤制过程中充分吸收大蒜的精华，既增添风味，又有益健康。

三、西蓝花

西蓝花和其他十字花科植物（白菜、甘蓝、菜花等）一样，都含有非常丰富的植物激素，它含有一种特殊的化合物——硫苷，当西蓝花被咀嚼或消化时，植物的细胞壁就会裂开，从而释放出一种能起到保护作用的酶，硫苷被这种酶水解成具有生理活性的萝卜硫素（也称莱菔子素），萝卜硫素是最有效的天然抗癌化合物之一。而人体的肠胃里也有相似的硫苷酶，当花椰菜经过肠胃时，它们就能够被活化。近年来，国内外学者对莱菔子素的抗癌机制进行了深入的研究，主要从其排毒、抑菌等方面进行了深入的研究，有研究表明，花椰菜及其他十字花科植物对预防口腔、食管癌和胃癌都很有效果。

西蓝花有以下几种食用方法。

（1）蒸西蓝花。蒸是保留西蓝花营养成分的最好方法之一。将西蓝花洗净后切成小块，用蒸锅蒸熟，可以撒上一点点海盐或搭配轻奶酪享用。

（2）西蓝花炒饭。将西蓝花切成小朵与胡萝卜丁、玉米粒等蔬菜一同炒制，加入已煮熟的米饭，快速翻炒均匀，做成健康美味的西蓝花炒饭。

（3）烤西蓝花。将西蓝花切成小朵，用橄榄油轻轻拌匀，撒上一些黑胡椒和海盐，然后放入预热至200°C的烤箱中烤15～20min，直至表面微脆。

四、番茄

番茄，以其艳丽鲜红和汁多味美的特点，深受众人的喜爱。这种红艳艳的果实之所以色泽诱人，归功于其富含的茄红素——一种强效的天然抗氧化剂。茄红素不仅赋予了番茄标志性的色彩，更是预防前列腺癌的有力盾牌。众多研究证实，摄入高含量的茄红素能显著降低患前列腺癌的风险，也对乳腺癌、肺癌和子宫内膜癌等多种肿瘤具有潜在的治疗作用。研究者推测，茄红素可能通过激活人体的免疫防御系统，并干预异常细胞的增殖过程，从而阻止肿瘤的发展。为了最大限度地利用番茄中的茄红素，建议食用煮熟或加工过的番茄制品，如番茄汁或番茄酱。加工过程中的高温能破坏蔬菜的细胞壁，使身体更易吸收这些抗肿瘤物质。同时，食物中的油脂也能显著增加茄红素的吸收率。除了番茄，西瓜、红葡萄和红椒等食物也是茄红素的良好来源。

番茄的食用方法多样，可以适应各种口味和饮食需求，以下是几种简单又美味的方式。

（1）烤番茄。将番茄切半，撒上盐、胡椒和一些香草（如迷迭香或百里香），再点缀上少许橄榄油，放入烤箱烤至表皮微焦。

（2）番茄酱。用新鲜或罐装番茄制成酱汁，加入洋葱、大蒜和其他调味料，搭配意大利面或比萨。

（3）番茄汤。将番茄和一些基本的蔬菜（如胡萝卜、洋葱、芹菜）用水或肉汤煮沸，加入适量的盐和胡椒调味，做成汤。

（4）番茄炒蛋。简单又经典的家常菜，先将番茄炒至出汁，再加入打好的鸡蛋快速翻炒，适量调味。

（5）番茄果汁。将新鲜番茄榨汁，可根据个人口味添加一点盐或糖，冰镇后饮用，是夏季解渴的好选择。

五、莓果类

莓果类，因其丰富的抗氧化成分而在预防疾病方面大有裨益，特别是在对抗肿瘤细胞增长方面具有显著潜力。研究指出，草莓、黑莓等莓果含有的抗氧化剂如维生素C和鞣花酸，对阻止肿瘤细胞扩散尤为有效。这些莓果内的特定成分能够干扰那些可能破坏DNA的酶的活动，进而减少癌症发生的概率。蓝莓和其他莓果也富含如类黄酮等抗癌物质，这些成分可帮助预防多种类型的癌症。蓝莓中的花青素，是一种具有强烈抗炎和抗氧化作用的物质，能为人体提供高水平的保护。有研究发现规律食用莓果可降低患肺癌的风险，还可能帮助预防口腔癌、食管癌和胃癌等多种恶性肿瘤的发展。

莓果的食用方式多样，既可直接食用，也可以作为甜点或饮料的原料。以下是几种简单美味的莓果食用方法。

（1）鲜莓甜品。将新鲜草莓、黑莓、蓝莓和覆盆子混合，加上一勺蜂蜜或酸奶，即成一道既健康又美味的甜品。

（2）莓果冰沙。将莓果和一点点蜂蜜或糖以及冰块放入搅拌机中，打成冰沙，清凉解暑的同时也补充了营养。

（3）莓果酱。用莓果煮制成果酱，搭配面包或酸奶，可增加食物的风味和营养。

（4）烘焙甜点。将莓果添加到糕点或饼干的配方中，使甜点不仅美味，还富含健康成分。

六、猕猴桃

猕猴桃，一种营养价值极高的水果，因其独特的防癌作用而备受推崇。猕猴桃富含维生素 C、维生素 E、多种矿物质及抗氧化剂，如叶黄素和 β- 胡萝卜素，这些成分共同发挥作用，为预防胃癌提供了天然的保护屏障。首先，猕猴桃中的高含量维生素 C 是一种强大的抗氧化剂，能够中和自由基，防止它们损伤细胞 DNA，从而减少癌变细胞的形成。其次，维生素 E 和叶黄素等营养素也能够保护细胞免受氧化应激伤害，降低胃癌的风险。猕猴桃还含有丰富的膳食纤维，这不仅能够促进肠道健康，减少有害物质在肠道中的滞留时间，而且还能促进肠道内益菌的生长和肠道菌群平衡，这对预防胃癌同样具有积极意义。此外，猕猴桃中的 β- 胡萝卜素能够转化为维生素 A，进一步强化免疫系统的功能，帮助身体抵抗肿瘤细胞的侵袭。这些营养素的协同作用使得猕猴桃成为预防胃癌的优选食物之一。

食用猕猴桃的方法多样，可以直接生食、制作成水果沙拉或与酸奶同食，也可以作为甜点或冰激凌的配料，其酸甜可口的风味能够满足不同人群的需求，同时带来健康的益处。

七、胡萝卜

胡萝卜是一种深受人们喜欢的食物，它富含各种维生素和植物素，能够预防口腔、食管和胃部的癌症。据报道，经常食用胡萝卜可以预防宫颈癌，其机制可能与其富含的抗氧化物质有关。此外，胡萝卜中所含的镰叶芹醇，对其他癌症也有一定的疗效。研究表明，煮熟的胡萝卜具有较高的营养价值和抗氧化物质。

了解胡萝卜的多种益处后，这里给出几个日常食用胡萝卜的方法，通过这些方法，我们不仅能享受到胡萝卜的美味，还能预防癌症。

（1）胡萝卜汁。每天早晨，用新鲜胡萝卜榨汁是一种既方便又健康的选择。你可以添加苹果或橙子来提升口感，这样既能增加营养的吸收，又能让口味更加多样化。

（2）烤胡萝卜。将胡萝卜切成条，稍加橄榄油和海盐，然后烤至金黄。这种烹饪方法能最大程度地保留胡萝卜中的营养成分，同时赋予它们丰富的口感和香气。

（3）胡萝卜泥。煮熟的胡萝卜可以制作成胡萝卜泥，作为健康的辅食或蔬菜泥的一部分。加入一点姜或蒜，不仅能增添风味，还更有益健康。

（4）胡萝卜丝沙拉。新鲜的胡萝卜丝与其他蔬菜（如紫甘蓝、黄瓜）混合，加入一些橄榄油、柠檬汁，制成营养丰富的沙拉，是一道简单且健康的开胃菜。

（5）胡萝卜炖菜。将胡萝卜作为炖菜的一部分，与鸡肉、牛肉或豆腐一同烹饪，不仅能让菜肴更加美味，还能提供额外的健康益处。

八、玉米

叶黄素，是一种对眼睛健康至关重要的营养素，它不仅在维护视力方面能发挥重要作用，也具有显著的抗癌能力。玉米就是富含叶黄素的食物，研究显示它能够预防多种癌症，特别是与消化系统相关的癌症，如口腔癌、食管癌和胃癌。玉米中的叶黄素和其他营养成分具有强大的抗氧化作用，可以有效抵抗自由基对身体的伤害，这种天然的防护机制不仅能减缓细胞衰老过程，还能降低癌症等多种疾病的风险。

玉米因其易于烹饪，以及多样化的烹饪方式，是日常饮食中预防癌症的理想选择。无论是作为主食的玉米糁、玉米片，还是作为点缀的玉米粒加入沙拉或汤品中，玉米都能为餐桌"添色"，同时有益身体健康。以下是玉米的几种烹饪方法。

（1）清炖玉米排骨汤。将排骨汤慢炖，加入整根或切段的玉米，以及适量的葱、姜和盐，炖至排骨肉质酥软，玉米充分吸收汤汁。

（2）玉米粒炒肉。将玉米粒与猪肉或鸡肉丁一同翻炒，加入青、红椒增加色泽和口感，用生抽、老抽调味，简单又营养。

（3）玉米面蒸饼。用玉米面和一定比例的小麦面粉混合，加水和面后蒸制成饼，外层略带黄色，口感软糯。

（4）玉米煮粥。将玉米粒与大米一起煮成粥，可根据个人喜好加入红枣、枸杞子等，营养丰富，适合早餐或晚餐食用。

九、山药

山药，作为传统的中药材和食材，有丰富的营养价值和药用价值，既是美味的食材，也有益于健康，尤其在预防胃癌方面有一定作用。山药含有丰富的淀粉、蛋白质、氨基酸、维生素和矿物质，其独特的黏性物质，主要是黏蛋白，对于维护胃肠道健康有重要意义。山药中的多糖成分还能增强免疫力，帮助身体抵御外界的侵害。山药中含有的淀粉、糖类和黏蛋白等成分，能够增强机体的免疫功能，提高白细胞的吞噬能力，从而增强机体对癌细胞的抑制和清除能力。山药的黏性物质可以在胃黏膜表面形成一层保护膜，有效防止刺激物质对胃黏膜的侵蚀，山药中的一些活性成分，如皂苷等，具有明显的抗炎作用，可减少慢性炎症，降低胃癌的风险。

以下是山药的几种食用方法。

（1）炖煮。将山药切片与排骨、鸡肉等一同炖煮，既能补中益气，又有益于胃肠道健康。

（2）泡茶。山药干片与枸杞子、黄芪等一同泡茶饮用，能够滋阴补阳，增强身体的抵抗力，预防胃癌。

（3）山药粥。山药切片或磨成粉，煮成粥食用，能够为身体提供营养，增强胃肠消化吸收功能。

十、猴头菇

猴头菇对胃癌患者而言,不仅是一种美味的食材,更是具有显著健康益处的营养补给物。这种独特的菌类食物富含多糖和蛋白质等营养成分,对于增强胃癌患者的免疫力和抗癌辅助治疗具有重要作用。研究指出,猴头菇中的活性成分可以帮助胃癌患者改善免疫系统功能,有助于抑制肿瘤的生长和转移。对于胃癌术后恢复期的患者来说,猴头菇性质温和,营养价值丰富,是理想的食疗选择。

以下是几种适合胃癌患者的猴头菇食疗方法。

(1)猴头菇养胃粥。将猴头菇细切与粳米一同煮粥,煮至粥稠,粥中可加入少许枸杞子和红枣,以增加营养价值和改善口感。这种粥易于消化吸收,适合胃癌术后患者温和补养。

(2)猴头菇菜心汤。猴头菇与菜心一起煲汤,汤中可加入适量的姜片和少量盐调味。此汤不仅提供了必需的营养素,还能帮助增进食欲,适合胃功能较弱的胃癌患者。

(3)猴头菇蒸鸡。取猴头菇与嫩鸡肉一同蒸煮,加入适当的调料。这道菜肴蛋白质含量高,且容易被胃癌患者消化吸收,有助于患者恢复体力和提高免疫力。

(4)猴头菇素炒。将猴头菇切片与其他易消化的蔬菜如胡萝卜、西蓝花等一同快炒,加入适量调味品。这道菜肴不仅营养丰富,还能提供足够的膳食纤维,促进肠道健康。

十一、白屈菜

白屈菜,清热解毒、利湿凉血,是全国名中医郁仁存治疗胃癌时常用的中药。对于胃癌患者来说,白屈菜不仅是一种具有辅助治疗效果的药材,也可以作为食疗材料帮助增强体质、改善症状。因为它含有丰富的活性成分,如白屈菜苷等,有助于缓解胃炎症状,促进胃部健康。胃癌患者在食用白屈菜食疗时,应注意食材的新鲜程度和适量原则,避免过量食用引起不适。适当配合其他蔬菜和蛋白质来源,可以更好地满足患者的营养需求,促进健康恢复。

以下是几种适合胃癌患者的白屈菜食疗方法。

（1）白屈菜猪肚汤。将清洗干净的白屈菜与猪肚共同炖煮，加入适量的姜片和少许盐调味。此汤能有效促进消化，增强胃部舒适感，适合胃癌患者术后的调理与恢复。

（2）白屈菜豆腐羹。用白屈菜与嫩豆腐同煮，可加入少量的木耳和胡萝卜增加营养，用盐调味。这款羹品既清淡又富含蛋白质，易于胃癌患者消化吸收。

（3）白屈菜粥。将白屈菜细切，与粳米一同熬煮成粥。在粥快熟时，可加入少量的瘦肉丝提高营养价值，适量调味后食用。此粥利于胃癌患者的术后恢复，帮助改善消化吸收功能。

（4）白屈菜拌菜。新鲜的白屈菜洗净切碎，与熟的鸡蛋、黄瓜丝等拌在一起，用麻油和少许盐调味。这样的凉拌菜清新爽口，有助于增加胃癌患者的食欲，同时提供丰富的营养。

十二、蒲公英

蒲公英是一种具有显著医疗价值的中药材。蒲公英富含多种活性成分，如蒲公英素、黄酮类等，不仅能够清热解毒，对胃癌患者而言还能促进胃部健康，帮助抑制肿瘤生长，减轻胃炎症状，增强机体免疫力。胃癌患者在食用蒲公英进行食疗时，应注意控制用量，宜 15～30g，因为其性味寒凉，过量食用可能引起不良的胃肠道反应。

下面是几种适合胃癌患者的蒲公英食疗方法。

（1）蒲公英瘦肉汤。将新鲜蒲公英洗净切碎，与瘦猪肉一同炖煮，加入适量的姜片去腥，少量盐调味。这道汤品能有效促进消化，减轻胃部不适，适合胃癌患者食用。

（2）蒲公英粥。选取新鲜蒲公英叶，洗净后切碎，与大米一起煮成粥。粥中可以加入一些枸杞子增加营养价值，粥成后调入少量盐增味。此粥可清热解毒、增强胃黏膜保护功能，适合胃癌患者术后恢复期食用。

（3）蒲公英拌豆腐。将新鲜蒲公英叶洗净切碎，与嫩豆腐一起拌食，加入适量的蒜泥、酱油和麻油调味。这道凉菜既清爽开胃，又能提供充足的蛋白质和微量元素，有助于增强胃癌患者的免疫力。

（4）蒲公英茶。选取干燥的蒲公英根或叶，用开水冲泡作茶饮用。蒲公英茶不仅能够清热解毒，还能促进胃肠道健康，适合胃癌患者日常饮用。

十三、全谷物

在当今的饮食文化中，人们日益认识和重视到全谷物的重要性。人们在日常饮食中的谷物摄入应至少一半来自全谷物，这是因为全谷物富含必需的膳食纤维，而且包含丰富的抗氧化物质和其他对健康有益的成分。全谷物，包括全麦、燕麦、糙米、荞麦和藜麦等，是未经过度加工的谷物，保留了谷物的三个部分——胚芽、麸皮和内胚乳。这种完整的结构使得全谷物成为膳食纤维、维生素、矿物质以及抗氧化物如木酚素和皂苷的丰富来源。木酚素已被证明能对抗自由基，降低患癌的风险，而皂苷则具有显著的抗炎和抗肿瘤效果。不过，市场上充斥着各种健康宣传的产品，如"含多种谷物"或"用未漂白小麦粉制作"，这些可能实际上含有大量的加工谷物和较少的全谷物成分。在选择全谷物产品时，消费者应该仔细查看食品的标签和成分列表，优先选择那些明确标注"100%全谷物"或"整粒"谷物的产品，以确保我们从饮食中获得最佳的营养。

为了进一步提升全谷物的营养价值，可以通过添加亚麻籽、芝麻、葵花籽等富含ω-3脂肪酸和额外抗氧化物的种子，来增强食物的健康效益。这样不仅能提供更多的抗氧化保护，还能增加食物的口感和营养价值。

总之，这些食物对预防和抵抗胃癌具有重要作用，但我们也必须认识到这些食疗方法存在一定的局限性。首先，食疗作为预防和对抗胃癌的手段，不能完全取代传统的医学治疗。其次，不同个体对食物中营养素的吸收和反应可能有所不同，并非每个人都能从相同的食疗方案中获得等效的防癌效果。此外，食物中的营养素含量受到土壤条件、种植方法和食物加工等多种因素的影响，这可能导致实际摄入的营养素与预期存在差异。因此，在采用食疗方案时，应该综合考虑个人的健康状况，遵循医生的专业建议，实施全面的健康管理策略。

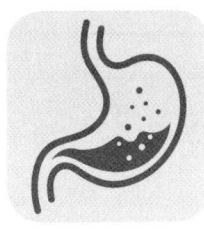

第三节 食品卫生与安全的重要性

在胃癌的预防与治疗中,食物的卫生与安全至关重要。正确的食物保存和处理方法,以及对食用生食风险的认识,是保障食品安全、维护健康的基本原则。通过采取正确的食物保存、处理和烹饪措施,以及对生食的慎重选择,有助于有效降低胃癌等疾病的风险,维护良好的健康状态。

一、食物保存和处理的注意事项

(1)正确存储。确保将生食和熟食分开存放,避免交叉污染。使用干净的容器保存食物,并注意冰箱内的温度,以抑制细菌生长。

(2)彻底清洗。在处理和食用前彻底清洗蔬菜和水果,特别是那些准备生吃的,宜使用流动水清洗,并在必要时使用食品专用清洗剂,以去除表面的污垢和潜在的微生物。

(3)适当烹饪。肉类、禽类和海鲜等要煮熟食用,以杀死可能存在的有害细菌和寄生虫,减少食物中毒和疾病传播的风险。

(4)留意保质期。购买时检查食品的生产日期和保质期,避免食用过期食品,确保食物的新鲜和安全。

二、食用生食的风险

生食,尤其是生海鲜和未充分烹饪的肉类,可能携带细菌、寄生虫等病原体,这些病原体会增加罹患胃病和胃癌的风险。因此,应尽量避免食用生的或未充分煮熟的食物。如果要食用生食,应注意选择新鲜、清洁、安全的食物。对于高风险人群,如孕妇、老年人、免疫力低下者,应避免食用生食。

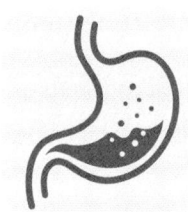

第四节 胃癌术后的饮食调养建议

胃癌的根治手术对患者的体力和精神都是一大考验,术前和术后的禁食期让许多患者面临营养不足、体重减轻、低血糖等问题。加之术后的感染风险和免疫力下降问题,患者的康复之路显得尤为艰难。手术后,患者往往因为胃部容积缩小和消化能力下降而食量大减,这不仅影响到蛋白质和脂肪的摄入,还可能导致维生素和矿物质的吸收不足,进一步加剧营养缺乏的问题。此外,胃部的手术切口带来的疼痛,也会干扰患者的正常饮食,使得术后恢复更加复杂。

胃癌术后常见的并发症有体重减轻、饭后倾倒综合征、低血糖、术后感染等。手术后胃的储存能力减弱,导致对蛋白质、脂肪、碳水化合物等营养素的消化吸收大打折扣。这可能导致体内维生素、矿物质等必需元素的缺乏,导致体重下降。饭后倾倒综合征是指食物在进餐后从胃部快速进入小肠,肠道内渗透压急剧升高而引发一系列生理反应。许多胃癌患者在术后进食时,会有一系列不适症状,如恶心、心悸、头晕、腹胀、出冷汗等。手术后,部分患者还可能会出现低血糖,表现为心慌、头晕、饥饿等。这种状况下,患者需注意血糖水平的监测和管理。术后感染及其他并发症包括吻合口瘘、瘘管形成等,这些并发症会给患者的恢复和日常生活带来进一步的困扰。

针对胃癌术后的特殊情况,以下给出了一些饮食调整和营养管理的策略,便于患者及其家属参考。而医护人员需根据患者的具体情况,提供更加个性化的营养方案,帮助他们尽快恢复健康,提高生活质量。

一、胃癌术后的饮食原则

胃癌手术后,由于涉及胃部的全切或部分切除,患者的饮食习惯需要做出相应的调整。为了确保身体获得足够的营养以支持恢复,本节给出一些重要的饮食原则。

（1）少食多餐。胃部容量减小，一次性大量饮食可能导致不适，应一天内分多次且少量进食，以减轻胃部负担。

（2）选择易消化食物。优先选择流质或半流质食物，避免难以消化的食物。建议食用高蛋白、高热量、高维生素、低脂肪的食物，如磨碎的鱼肉、肉泥、豆浆等，以促进胃肠吸收，减少消化负担。

（3）丰富纤维素摄入。手术后逐渐恢复正常饮食时，应增加富含纤维的蔬菜和水果的摄入，有助于维持肠道健康，促进排便，帮助体内毒素排出。

（4）调整烹饪方法。应尽量选择温和的烹饪方式，如蒸、煮，避免采用油炸或烤制的烹饪方式，减少辛辣刺激性食物的摄入，以减少对胃部的刺激。

（5）注意食品的细碎程度。食物应剁碎或搅拌成泥状，以减少咀嚼次数和促进消化吸收。

（6）避免温度极端的食物。食物不宜过热或过冷，以免引起胃部不适。

（7）监测餐后反应。餐后注意观察是否有不适症状出现，如有任何异常，应及时调整饮食方案或寻求医生帮助。

二、胃癌术后营养管理策略

胃癌术后的营养管理是患者恢复的关键环节，包括肠内营养和肠外营养两大部分。肠外营养通过静脉输送维生素、复合氨基酸、葡萄糖等关键营养物质，能够在短期内为患者有效补充营养，但这种方式未直接进入消化系统，可能导致肠道菌群失衡，不利于胃肠功能的恢复。

为了优化营养支持，通过鼻插管法将胃肠营养管直接向肠道输送营养液，该营养液富含对恢复至关重要的元素，包括富含精氨酸、谷氨酰胺的高质量蛋白质、免疫球蛋白、碳水化合物、不饱和脂肪酸、必需维生素和矿物质等。通过补充益生菌等，可以进一步促进肠道健康，保持营养平衡，提升患者的整体营养状态。

三、胃癌术后营养与饮食方案

在术后早期，胃部功能尚未完全稳定，因此建议优先选择易于消化、低糖且营养丰富的食物，以减轻胃部负担，再逐渐过渡到半流质或固体食物，具体时间根据个人恢复情况而定。当肠道功能完全恢复后，可以恢复正常饮食，此时应注重饮食多样化，增加患者喜爱的营养食品，如米饭、蔬菜等食物。

在康复期，为缓解胃部压力，部分患者可能需要通过胃管进行肠内营养支持。此外，静脉注射营养时，应重点补充蛋白质和维生素等关键营养素。饮食上，应注意食物种类的合理搭配，优先选择高蛋白、高能量、高膳食纤维的食品，以确保患者的能量和营养素需求得到满足，避免食用高磷和油炸食品。富含高蛋白的食物如鲫鱼、大黄鱼，以及深绿色蔬菜和水果中丰富的膳食纤维和维生素能够助力肠道毒素排出，促进患者全面康复。

以下是具体的饮食方案。

- （一）术后初期

（1）时间范围：术后第 1 天至第 7 天。

（2）饮食特点：以液体食物为主，如清汤、果汁（无渣）、蜂蜜水等，避免任何固体食物，以减轻胃肠负担。

（3）目的：主要目的是补充水分和电解质，避免脱水，同时提供一定量的能量，保持体力。

- （二）术后中期

（1）时间范围：术后第 8 天至第 28 天。

（2）饮食特点：开始引入半流质或软质食物，如米粥、蒸蛋羹、肉泥、蔬菜泥等，这些食物容易消化且能提供更多营养。

（3）目的：在确保消化系统负担最小的前提下，逐步增加蛋白质和其他必需营养素的摄入，加强营养支持。

- （三）术后晚期

（1）时间范围：术后第 29 天起。

（2）饮食特点：根据个人恢复情况，逐渐过渡到正常饮食，可以开始尝试更多种类的软质固体食物，并逐步增加食物的纤维含量。

（3）目的：在保证营养均衡的同时，恢复正常饮食习惯，促进肠道功能的完全恢复，同时继续增加营养补充，以支持身体的全面康复。

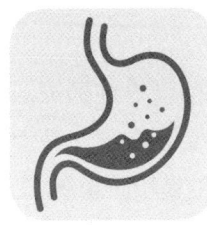

第五节

胃癌化疗期间的饮食调养建议

化疗是胃癌治疗中不可或缺的一部分,但它往往伴随着一系列副作用,如恶心、呕吐、食欲不振等,这些副作用严重影响患者的营养状况和生活质量。胃癌患者在化疗期间的饮食和营养管理是提高治疗效果和生活质量的关键。通过合理的饮食调整和营养补充,可以有效减轻化疗带来的副作用,提高患者的身体素质和免疫力。医护人员和家属应根据患者的具体情况,提供个性化的营养方案,帮助患者更好地度过化疗期。

一、化疗期间的饮食调整

(1)少食多餐。化疗可能导致食欲不振和消化问题,患者应该采用少食多餐的方式,每天 5~6 顿小餐,可减轻胃部负担。

(2)选择高蛋白、高热量、易消化、低脂肪的食物。化疗期间饮食原则是高蛋白、高热量、易消化、低脂肪。各种肉类、鱼类的蛋白质营养价值和热量较高,主食上应粗细搭配,力求多样化。

(3)选择易消化食物。优先选择流质或半流质食物,如米粥、蒸蛋羹、肉泥、蔬菜泥等,避免难以消化的食物。

(4)逐渐增加纤维素的摄入。逐渐增加富含纤维的蔬菜和水果的摄入,有助于维持肠道健康,促进排便。

(5)调整烹饪方法。选择温和的烹饪方式,如蒸、煮,避免油炸或烤炙,减少辛辣刺激性食物的摄入。

(6)避免过热过冷的食物。食物不宜过热或过冷,以免引起胃部不适。

(7)监测餐后反应。餐后注意观察是否有不适症状,如有任何异常,应及时调整饮食方案或寻求医生帮助。

二、化疗期间的营养管理策略

（1）肠内营养。对于化疗期间无法正常进食的患者，可以通过鼻饲法直接向肠道输送营养液，包括富含精氨酸、谷氨酰胺等高质量蛋白质、关键氨基酸、免疫球蛋白、碳水化合物、不饱和脂肪酸、必需维生素和矿物质。

（2）益生菌补充。引入益生菌等补充剂，可以进一步促进肠道健康，保持营养平衡，提升患者的整体营养状态。

（3）静脉营养。对于无法通过肠内营养满足营养需求的患者，可以通过静脉注射营养，重点补充蛋白质和维生素等关键营养素。

三、化疗期间的营养与饮食调整建议

（一）化疗前营养准备

在化疗前1~2周，患者应注重营养摄入均衡，通过少量多餐逐步增加摄入量。每日饮食必须包含谷薯类、蔬菜水果类、肉禽蛋类、奶及豆制品类，注重多样化。

（二）化疗后的饮食调养

（1）增强体质。化疗后，患者体质大都较虚弱，易出现骨髓抑制，各种血细胞数量减少，感染和出血的危险性增大。可以吃些有助于增强体质的补气血的食物，如红枣、猪血、山药、香菇等，以促进身体恢复。

（2）提升食欲。抗癌药物会刺激化学感受器区，造成患者厌食、恶心、呕吐等消化道反应。患者食欲不佳时，可以多变换菜品，利用菜肴的色、香、味来提升食欲，还可以多吃一些含锌量多的食物来增强食欲，如牡蛎、牛肉、虾、蛋黄等。

四、化疗期间的食物选择

（1）选择富含维生素和纤维素的食物，如卷心菜、菜花、白萝卜、胡萝卜、油菜、香菇、木耳、银耳、苹果、梨、橙子、猕猴桃、柑橘类等。

（2）选择富含优质蛋白的食物。适当补充鸡肉、鸭肉、鱼肉、鸡蛋、牛奶、酸奶等富含优质蛋白的食物。

（3）选择高热量食物。进食花生、核桃等高热量食物，以高效补充人体需要的营养。

（4）针对化疗中的不良反应如食欲不振、恶心呕吐，可酌加一些山楂、白扁豆、白萝卜、姜汁、薏苡仁、陈皮等，健脾开胃，降逆止呕。

（5）白细胞偏低可增加红枣、龙眼肉、动物肝脏、鸭肉、乌鸡肉、鳖肉等食物的摄入。

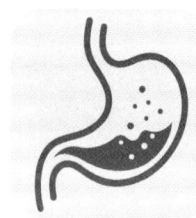

第六节 饮食调养实践示例

理论的最终目的是指导实践，改善我们的生活习惯，提高生活质量。因此，本书提供了一些饮食计划示例及购物和烹饪技巧，帮助读者在日常生活中践行健康的饮食理念，降低罹患胃癌的风险。

一、日常饮食计划示例

（1）早餐。可以选择一碗小米粥或燕麦粥，搭配一份蒸蛋和几片新鲜水果，如香蕉或苹果，为身体提供温和的能量和必需的维生素。

（2）午餐。一碗杂粮饭（如糙米、红米混合），配以清蒸鱼或豆腐，再加上一盘炒青菜（例如油麦菜或菠菜），确保摄入足够的膳食纤维和优质蛋白。

（3）晚餐。一份蔬菜汤（加入冬瓜、番茄、木耳等），配上一小碟家常豆腐和一份炒苦瓜或西葫芦，为身体提供丰富的微量元素和必要的营养。

（4）零食。原味豆浆、新鲜水果切片或几颗核桃，作为健康的零食选择，既能满足口腹之欲，又能避免过多的热量摄入。

二、购物和烹饪技巧举例

（1）优先选择季节性和本地的蔬菜与水果，以保证新鲜度和营养价值。

（2）在挑选加工食品时，注意成分列表，尽量选择低盐、低糖、无添加的天然食品，避免不必要的食品添加剂。

（3）购买全谷类食品，如糙米和全麦面粉，以及各种豆类，作为健康的碳水化合物和蛋白质来源。

（4）采用蒸、煮、快炒等烹饪方法，保留食物原味的同时减少油脂使用，尽可能保留食物的营养成分。

（5）在调味时可使用醋、香菜、葱、姜、蒜等天然香料，减少盐的使用量，可增加食物的风味，同时降低胃癌风险。

（6）确保每餐有足够的蔬菜，使蔬菜成为餐桌的主角，同时适量搭配谷物和蛋白质，保持饮食平衡。

（7）制作传统的药膳或汤品，如四物汤、冬瓜排骨汤等，既能补充营养，又能促进健康，增强身体的抵抗力。

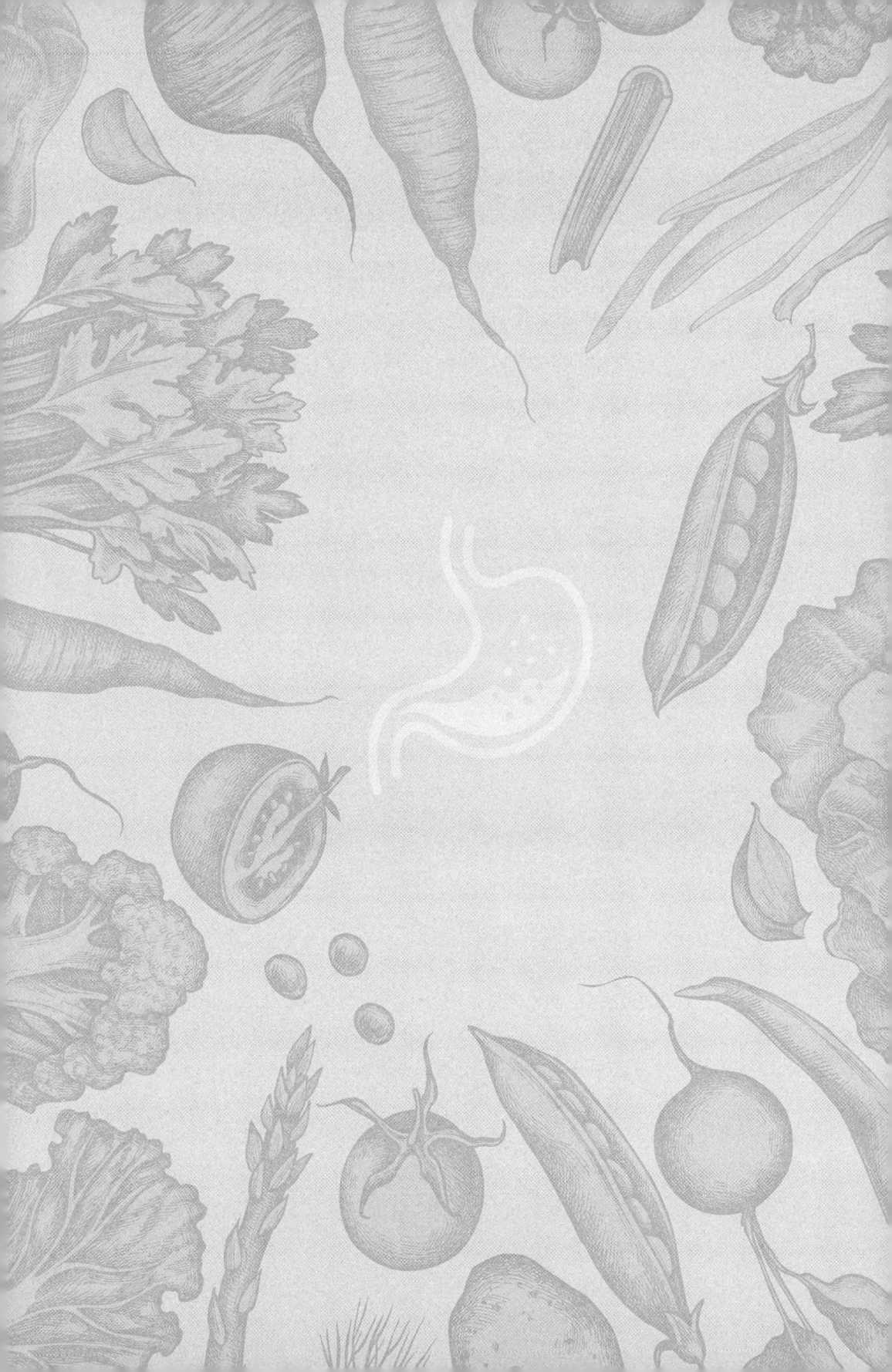

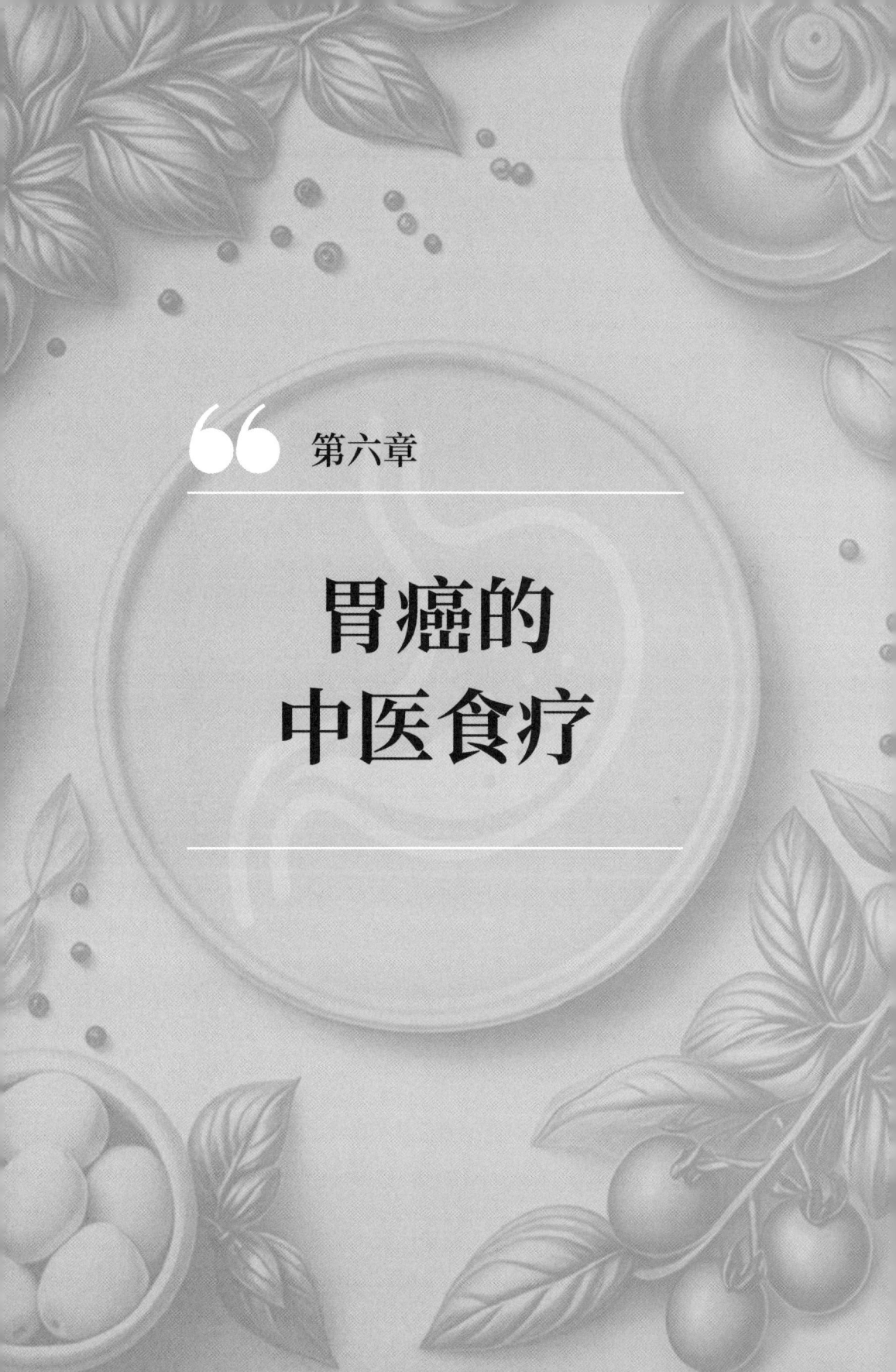

第六章

胃癌的中医食疗

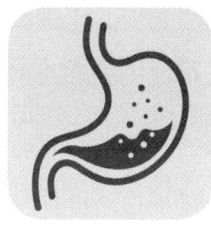

第一节 中医食疗概述

一、中医食疗的历史

中医食疗是中国传统医学中的一个重要组成部分，其理论和实践已有数千年的积淀。中医食疗不仅是简单的关于饮食与营养的科学，它还深入剖析了食物的性质、功效以及如何利用食物来预防和治疗疾病。中医认为，食物不仅是维持生命活动的物质基础，同时也具有调节身体、防病治病的作用。

中医食疗强调食物的性味归经，即食物的性（寒、热、温、凉）味（酸、苦、甘、辛、咸）以及归经，通过调和五味，选择不同性质的食物来调节身体的阴阳平衡，以此预防疾病和辅助治疗。

《黄帝内经》中的"脏气法时论"章节明确指出了中医食疗的基础概念："毒药攻邪，五谷为养，五果为助，五畜为益，五菜为充。气味合而服之，以补精益气。"这段经典文献为后世中医食疗奠定了理论基石，强调了在药物治疗取得初步效果之后，可通过饮食营养来进一步调养和恢复健康。

唐朝时期，食疗法得到了进一步的发展。崔浩的《食经》与张湛的《养生要集》都详细介绍了利用食物进行疾病治疗的知识。尤其是孙思邈在其著作《千金方》中加入了"食治"篇，提出了对于疾病必须先明了病因，了解其发病机制后，采用食物进行治疗，若食疗未能完全解决问题，再考虑药物治疗的理念，足以体现对食疗的重视程度。《千金方》中广泛应用了食疗法，例如用动物肝脏治疗夜盲症，用豆类和谷物浓煎汁预防和治疗脚气病，用羊甲状腺治疗瘿病等。

金元时期，忽思慧的《饮膳正要》进一步综合了饮食烹饪、饮食卫生以及食疗方法，并增加了食物禁忌和食物中毒的相关内容。他提醒人们，珍奇美味并非总是最佳选择，因为食物的性质并非总与人体相和，若厨师无法正确判断食物的性味，那么食用后可能会引起疾病。

明朝时期，李时珍的《本草纲目》不仅汇聚了广泛的药物知识，还详细记录了日常食物及其药用价值，为后世食物治疗学和营养学提供了宝贵的资料。从明清时期开始，众多本草学著作将常见的蔬菜、水果等食物纳入药用范畴，进一步丰富了食疗和营养的学术内容。

尽管历代的中医食疗知识和经验非常丰富，但我们在具体的应用过程中仍然需要根据现代营养学的研究和实践来进行评估和优化。通过现代科学技术手段挖掘和研究食疗知识，可以让我们更好地理解食物的营养价值和治疗效果，将传统的食疗智慧与现代医学知识相结合，为人类的健康和疾病预防提供更加科学、有效的指导。

二、药食同源的概念

"药食同源"这一理念基于中医对自然界与人体内在联系的深刻理解。中医认为，自然界中的万物皆含有其独特的"气"，这种"气"在进入人体后，会与人体内的气血、阴阳、五脏六腑等发生作用，从而影响身体的健康状态。因此，食物和药物都被视为调节身体气血和阴阳的工具。

"药食同源"强调食物与药物之间在性质和功能上的"相通性"，在很多情况下，食物不仅仅是满足人体基本营养需求的物质，同时也具有调节身体、预防和治疗疾病的功能。

中医将食物与药物按照其性味分类，并据此评估它们对人体的影响。例如食物和药物的性质都可分为寒、热、温、凉，其中温性的食物或药物适合寒性体质的人群，可以帮助他们温中散寒，增强身体的阳气。

此外，药食同源也体现在对特定疾病或症状的治疗上。从中医角度来说，食物的偏性可以调理我们的身体，因而也具有了药用价值。

三、药食同源的实践

药食同源不仅为中医食疗提供了理论基础，也为人们饮食调养身体、预防疾病提供了指导。人们通过深入理解食物的性质和功能，合理搭配饮食，以食养生，实现身体的自然平衡，维持健康状态，达到辅助治疗疾病和治未病的效果。

对于胃癌这类与饮食习惯紧密相关的疾病，实践"药食同源"显得尤为重要，通过合理的饮食选择和调理方法，可以增强体质，有助于康复。以下是实践过程中需要注意的几个方面。

根据"药食同源"的原则，应选择具有健脾利湿、补中益气等功效的食材，如山药、薏苡仁、白扁豆等，这些食材不仅可以提供丰富的营养，还可以增强脾胃功能，改善消化吸收功能。此外，富含抗氧化剂的食物，如绿叶蔬菜、水果、坚果等，可以帮助清除体内自由基，降低癌症复发风险。

其次，注意避免过量摄入寒凉性质的食物，如西瓜、螃蟹等，过于油腻、辛辣的食物也应注意适量摄入，以免刺激胃黏膜，引发或加重病症。

再次，应均衡饮食，确保获得全面的营养。高纤维食物，如全谷物、豆类和蔬菜，能促进肠道健康，帮助排出体内毒素，减少致癌物质在肠道的滞留时间。摄入适量的蛋白质，如瘦肉、鱼类、豆制品，对维持身体功能和细胞修复功能同样重要。

最后，应保持规律的饮食习惯，不过量饮酒，避免暴饮暴食。

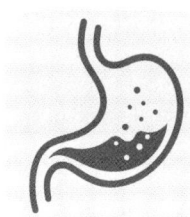

第二节 药物和食物的寒热温凉

一、药物的寒热温凉

在中医学中，药物按其性质分为寒、热、温、凉四大类，这一分类基于药物对人体阴阳平衡的影响。每种药性都有其独特的应用和作用，能够针对不同的体质和病症进行治疗。

寒凉性药物具有清热解毒、凉血消炎的作用。能够减轻或消除热证，恢复身体的阴阳平衡。然而，寒凉性药物不适合体质虚寒的人群，因为它们可能会进一步损伤脾阳，导致身体更加虚弱。

温热性药物具有温补身体、驱散寒邪的作用，能够减轻或消除寒证，增强体内的阳气。但对于体质燥热或正处于疾病急性期的人群，过多使用温热性药物可能会加剧热证，适得其反。

了解和正确运用这些药性，是中医治疗的重要原则。通过评估个人体质和病症的具体情况，选择恰当性质的药物进行治疗，可以达到调理身体、恢复健康的目的。

二、食物的寒热温凉

在中医理论中，食物性质的分类与药物性质相似，同样可根据食物对人体阴阳平衡的影响分为寒、热、温、凉四类。这种分类有助于指导人们根据自己的体质和健康状况选择合适的食物，以达到调养身体、预防和治疗疾病的目的。

寒性食物具有清热、解毒、凉血的作用，适用于体内有过多的内热或处于炎症状态的人群。常见的寒性食物包括西瓜、苦瓜、莲藕、梨等。例如，西瓜被广泛认为具有良好的清热解渴作用，非常适合在夏季食用以清凉降火。然而，体质虚寒、容易腹泻的人群以及产妇不宜过多食用寒性食物。

热性食物能够增加体内的阳气，适用于体质偏寒、怕冷、消化不良的人群。常见的热性食物包括羊肉、韭菜、辣椒、姜等。例如，羊肉在冬季被认为是很好的温补食物，能够增强身体的抗寒能力。但是，体内有热、患有炎症或其他热性疾病的人应该避免食用热性食物，以免加重病情。

温性食物适合大多数体质的人群，特别是那些需要温补但又不能接受过强热性食物的人。温性食物能够适度地提升体温，促进血液循环和气血运行。常见的温性食物包括鸡肉、桂圆、红枣、胡萝卜等，红枣能够补中益气、养血安神，适合于气血双亏、身体虚弱的人群。

凉性食物介于寒性和温性之间，能够帮助清除轻度的内热，但不至于对脾胃造成过大的负担。适用于轻微上火、口干舌燥的人群。常见的凉性食物包括绿豆、菠菜、番茄等，绿豆具有很好的解暑作用，是夏季的清凉佳品。

在预防胃病等消化系统疾病时，合理利用食物的性质，根据个人体质和季节变化灵活调整饮食，可以有效保护脾胃，维持身体的阴阳平衡。

三、如何确定适合自己的食物

在中医理论中，食物的寒凉温热性质对人体健康影响深远，特别是对于胃癌患者来说，合理选择食物对病情恢复尤为重要。然而，不同人对同一种食物可能有不同的反应，因此，学会选择适合自己体质的食物将对健康有益。

首先，每个人的体质不同，对食物的反应自然也不同。一种食物可能对某些人有益，但对另外一些人可能就不适合。比如，寒性体质的人食用过多寒凉性食物可能会加重体内寒气，导致腹痛、腹泻等症状；而热性体质的人摄入过多温热性食物则可能引起上火、口干等。最直接的方法是关注食用特定食物后的身体反应。如果食用某种食物后感到身体特别温暖、出汗等，说明该食物可能是温热性的；如果出现腹痛、腹泻等反应，则说明该食物可能是寒凉性的。

其次，逐步尝试不同性质的食物，记录下食用后的感受和身体变化。这种方法虽然需要一段时间，但是能够帮助个人更准确地识别哪些食物更适合自己的体质。大多数人的身体并非处在一个非常平衡的状态，可能会偏燥、偏寒、偏湿等，所以一定要学会倾听自己身体的需求和反馈，你喜欢吃什么样的食物，哪些食物让你感到舒适，哪些让你感到不适，在这个过程中你会更加了解自己，既是了解身体存在的问题，也是分析以往饮食习惯中存在的问题。

最后，在识别出适合自己的食物性质后，也需要考虑保持饮食的平衡与多样性，确保身体能够获得必需的营养成分。在可能的情况下，寻求中医师的专业指导，可以帮助我们制订更为个性化和科学的饮食计划。

四、不同证型胃癌患者的饮食调养

对于胃癌患者而言，应注意食物属性要与脏腑的寒热偏盛、虚实强弱相宜。正如《金匮要略》所言："所食之味，有与病相宜，有与身为害，若得宜则益体，害则成疾。"体质属寒者，宜食甘温，忌食凉性；属热者，忌辛辣及一切热性食物；虚弱之体，阳虚宜温补，阴虚宜滋补，这样才能用五味之偏调整脏腑之失调，借以达到"阴平阳秘"的状态。

中医理论强调个性化和整体化的饮食原则，通过食物性质调和人体寒热、虚实，以便辅助治疗疾病。

（一）胃寒型胃癌患者的饮食调养

这类患者常感到胃部冷痛，偏好热食，消化能力弱。应选用能温胃散寒的食物。

生姜：温中祛寒，促进血液循环，可适量加入日常烹饪中。

肉桂：补火助阳，适合少量用于煲汤或粥品。

羊肉：暖胃补血，适宜寒冬时节食用。

同时应避免食用生冷食物，如水果和蔬菜，这些食物更不宜生吃，宜选择煮熟的食材以减轻胃肠部负担。

（二）胃热型胃癌患者的饮食调养

这类患者可能经常感觉胃部不适，口干舌燥。推荐清凉解热食物。

绿豆汤：解毒降火，有利于缓解胃部不适。

苦瓜：清热解毒，适宜凉拌或炒菜。

荷叶茶：降火清心，适宜作为日常饮品。

同时应避免辛辣和油腻食物，以减少对胃部的刺激。

（三）虚弱体质患者的饮食调养

化疗或放疗后，患者常出现气血两虚的情况。阳虚体质的患者，推荐摄入温补食物，如鸡肉、牛奶，以及少量的桂圆，补中益气。阴虚体质的患者，宜选用滋阴食物，如银耳、芝麻，以及适量蜂蜜，滋润胃肠。

第三节

食物的五味、作用及调和方法

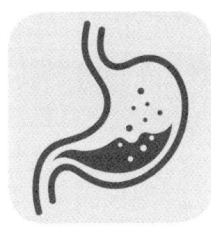

一、五味

五味指的是酸、苦、甘、辛、咸，它们分别对应人体内的五脏肝、心、脾、肺、肾，通过五味调节脏腑的功能，可以治疗疾病和保持身体健康。以下是五种在中医中的作用及其在日常饮食中的应用。

（1）酸味。具有收敛和固涩的作用，主要对应肝。在中医理论中，肝主疏泄，维持人体情绪的稳定。酸味食物可以帮助收敛肝气，对治疗出血症状（如鼻衄、痔血）和调节情绪问题（如易怒、情绪抑郁）有一定帮助。常见的酸味食物包括柠檬、醋、山楂等。

（2）苦味。具有泄热、燥湿、降火的功能，主要对应心。中医认为，心主血脉，苦味食物可以清心火、安神，对治疗心烦失眠、大便秘结等症状有辅助作用。常见的苦味食物有苦瓜、苦菜、茶叶等。

（3）甘味。能补中益气、滋润养身，对应脾。中医视脾为后天之本，主运化。甘味食物可以增强脾胃功能，促进食物消化和营养吸收，适用于辅助治疗食欲不振、身体虚弱等。常见的甘味食物包括大米、红薯、蜂蜜等。

（4）辛味。具有发散风寒、通鼻窍的效果，对应肺。肺司呼吸，通调水道。辛味食物能够帮助肺气宣发，辅助治疗外感风寒、咳嗽痰多等。常见的辛味食物有大葱、生姜、蒜等。

（5）咸味。具有软坚散结、滋阴降火的作用，主要对应肾。肾脏在中医中被视为先天之本，负责生长、发育和生殖。咸味食物可以帮助清除体内积聚的瘀血和痰湿，对辅助治疗痰湿肿块、软化硬结有一定效果。常见的咸味食物包括海带、紫菜、海盐等。

了解饮食与五味之间的关系，不仅仅是知晓食物的五味，更是获得一种调养身心、预防疾病的方法。通过合理搭配和选择"味"的食物，可以调理相应的五脏功能，达到促进健康、平衡阴阳的效果。然而，值得注意的是，任何食物的摄入都应适量，过量食用某一"味"的食物可能会破坏身体的平衡，产生不良影响。因此，在日常饮食中，应根据自身的体质和健康状况，灵活调整饮食结构。

二、如何实现五味调和

（1）均衡搭配。在每日饮食中，应注意食物种类的多样性，确保酸、苦、甘、辛、咸五味的食物都有所涵盖，避免偏食。

（2）适量摄入。各种食物应适量摄入，避免某一"味"食物过多，破坏五味之间的平衡，影响脾胃健康。

（3）随体质调整。根据个人体质选择合适的食物。例如，痰湿体质的人应适当减少甘味食物的摄入，而燥热体质的人则适宜选择一些清凉的苦味食物。

（4）随季节变化调整。随着季节的变化调整饮食结构，可以参考《黄帝内经》所说的"春吃甘，脾平安；夏吃辛，养肺金；秋吃酸，护肝胆；冬吃苦，把肾补"。比如，春季损酸增甘，食用一些红薯；夏季食用一些姜汤；秋季减辛增酸，食用一些山楂；冬季食用一些萝卜。

（5）调节情绪。情绪也会影响脾胃的功能，要注意避免忧思过度、焦虑、抑郁等情绪，尽量多晒太阳，通过自己喜欢的且恰当的方式将情绪抒发出来，例如和朋友聊天、练八段锦或太极拳、外出旅游、写日记等，有利于脾胃健康。

第四节 四季食疗方法

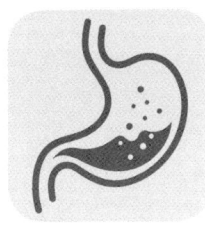

一、春季食疗

春季,万物复苏之时,也是胃癌患者调理身体、促进康复的关键时期。《黄帝内经》提出:"春三月,此谓发陈,天地俱生,万物以荣……此春气之应,养生之道也。"遵循自然界的生发之性,春季养生应顺势而为,顺应生发之机,抓住春天这一生长的契机,为身体的恢复和强健打下基础。

春季养生宜"生而勿杀,予而勿夺",意在保护和促进生机的勃发。胃癌患者在春季可通过食疗来调和肝木,以利于肝气的顺畅,避免肝木过旺损伤脾土,影响消化吸收,进而影响病后恢复。

(一)春季食疗调理原则

(1)增加时鲜蔬菜。春季应多食用新鲜蔬菜,如春笋、菠菜、芹菜等,这些蔬菜不仅富含维生素和矿物质,还能顺应春季养生的原则,促进肝气的条达,帮助身体解除冬季积累的寒气和湿气。

(2)适量食用水果。春季宜多吃如橘子、草莓等时令水果,它们能够帮助调和体内的阴阳平衡,补充冬季可能不足的维生素,同时具有清热解毒、润肺止咳的功效。

(3)调和脾胃。春季是养护脾胃的好时机,食用一些能够健脾和胃、促进食欲和消化的食物,如萝卜、山药等,这些食物可以帮助改善胃癌患者化疗后可能出现的消化不良、食欲不振等。

(4)清热解毒。春季易上火,可食用具有清热解毒作用的药材和食物,如牛黄解毒片、防风通圣丸等中成药,以及自制的茅根茶、芦根汤等,有助于清理体内的热毒,预防春季常见的上火症状。

（二）春季食疗方案

1. 橘皮水

材料：橘皮、冰糖各适量。

做法：将新鲜橘皮或干橘皮洗净，加入适量清水煮沸，可适量添加冰糖。

功效：化痰止咳，理气和胃。

2. 芦根荷叶茶

材料：芦根、荷叶各适量。

做法：将芦根和荷叶按比例调配，加水煎煮后代茶饮用。

功效：清热生津，润肺止咳。

3. 春笋炒菠菜

材料：春笋、菠菜各适量。

做法：新鲜春笋切片和菠菜一起用少许油炒熟，可适当加入蒜蓉调味。

功效：健脾开胃。

二、夏季食疗

夏日炎炎，对胃癌患者而言，如何通过食疗来顺应季节变化、缓解化疗等治疗的副作用，成为重要课题。《黄帝内经》指出："三月，此谓蕃秀，天地气交，万物华实，夜卧早起，无厌于日，使志无怒，使华英成秀，使气得泄，若所爱在外，此夏气之应，养长之道也。"由此可见，夏季养生重在顺应自然，调和身心，以及保持情绪稳定，从而促进健康。

（一）夏季食疗调理原则

（1）清淡饮食。夏季气候炎热，容易使人体内火旺，尤其是胃癌患者在治疗期间，更需注重饮食的清淡，减少油腻、辛辣食物的摄入，以免加重胃肠部负担。应多食用蔬菜和水果，如黄瓜、西瓜、苦瓜等，既可清热解毒，又能补充水分和维生素。

（2）补充益生菌和高纤维食品。化疗可能导致肠道菌群失衡，因此，夏季应适量增加益生菌食品如酸奶，以及高纤维食品如燕麦、蔬菜等，帮助改善肠道健康。

（3）调和五味。中医理论强调食物五味的平衡，夏季应以甘凉为主，适当食用具有清热作用的食物，如绿豆汤、菊花茶等，同时避免过多食用酸味食物，以免伤肝。

（二）夏季食疗方案

1. 绿豆薏苡仁汤

材料：绿豆 50g，薏苡仁 30g，清水适量。

做法：将绿豆和薏苡仁清洗干净，浸泡约 30min。把浸泡好的绿豆和薏苡仁放入锅中，加入足量清水。大火煮开后转小火，慢炖至绿豆、薏苡仁熟烂，根据个人口味可以加入适量冰糖。

功效：绿豆性凉，可利尿解毒、清热降火；薏苡仁有助于强化绿豆的效果，增加清热利湿的作用。此汤适合夏季饮用，对化疗引起的口腔溃疡有缓解作用，同时可减轻暑热对身体的影响。

2. 冬瓜排骨汤

材料：冬瓜 300g，猪排骨 500g，生姜几片，清水适量。

做法：排骨洗净后，用开水汆烫去血沫。冬瓜去皮去籽，切成块状。将预处理好的排骨、冬瓜块和姜片一同放入汤锅中，加入适量清水。大火煮开后，撇去浮沫，转小火继续煲 1～2h，加盐调味即可。

功效：冬瓜具有清热利湿、消暑解渴的功效，排骨补充蛋白质和营养，适合夏季食用，可帮助胃癌患者增强体力，缓解夏季暑湿带来的不适。

3. 荷叶粥

材料：干荷叶 1 片，粳米 100g，红糖适量。

做法：干荷叶洗净，撕成小片。将粳米清洗干净，和荷叶片一同放入锅中，加入适量的清水。开大火煮沸后转小火，慢炖至粥黏稠，根据口味加入红糖调味。

功效：荷叶性凉，可以清心除烦，可缓解夏季烦躁情绪，与粳米一起煮粥，服用后还能改善胃癌患者夏季的睡眠质量，适合化疗期间胃口不佳时食用。

④ 盐茶

材料：食盐适量，茶叶 5g。

做法：将食盐和 5g 茶叶用 500ml 开水冲泡，凉后饮用。

功效：具有祛热解暑、补液止渴的作用。对于体虚汗多的胃癌患者尤为适宜。

⑤ 菊花茶

材料：白菊花 5g。

做法：用 500ml 开水冲泡 5g 白菊花，凉后饮用。

功效：具有清热解毒、明目的作用。适合胃癌患者夏季饮用，以缓解炎热天气带来的不适。

⑥ 金银花薄荷饮

材料：金银花 10g，薄荷叶 5g，冰糖适量。

做法：将金银花和薄荷叶用清水冲洗干净。把洗净的草药放入锅中，加入适量清水，大火煮沸后转小火煮 20min。加入冰糖至溶解，过滤掉草药渣，取汁饮用。

功效：金银花清热解毒，薄荷清凉解热，适合化疗期间的胃癌患者夏季饮用，可帮助患者缓解内热，提神醒脑。

⑦ 五谷杂粮粥

材料：小米 30g，红豆 30g，绿豆 30g，薏苡仁 30g，黑米 30g，清水适量。

做法：将所有杂粮提前清洗干净，浸泡约 2h。将浸泡好的杂粮放入锅中，加入适量清水。大火煮开后转小火，慢炖至粥黏稠。

功效：五谷杂粮粥富含膳食纤维和多种微量元素，能够改善胃癌患者夏季消化不良的问题，同时增强体质。

■ （三）夏季冰冻饮料的风险

夏日炎炎，冰冻饮料成为许多人消暑解渴的选择。然而，《黄帝内经》有云"胃喜暖而恶寒"，提醒我们在炎热的夏季也应避免过度摄入寒凉之物，尤其对于胃肠功能较为敏感的人群如胃癌患者。其主要原因有以下几个方面。①损伤胃肠功能。夏季人体内大量血液流向皮肤，以帮助散热，此时消化道相对处于缺血状态。若突然大量摄入冰冻饮料，易导致胃肠道血管急剧收缩，影响胃肠道功能，易引发炎症，严重者可引起"炸胃"。②加重心脏负担。运动或高温环境下大量饮水，尤其是冰冻饮料，会增加心脏负担，促进排汗，导致电解质失衡，引起抽筋或痉挛。③引发下焦疾病。饮食上过多地摄入寒凉之物，如生瓜、冷饮、凉菜等，会损害脾胃阳气，引发腹痛、泻痢等消化系统疾病，清代医学家汪昂说过"食凉水、瓜果，则病泄利腹痛"，胃肠道肿瘤患者体质较弱，脾胃功能不稳，过多食用寒凉之物更容易引起不适，加重病情。

夏季时喝水也要讲究科学的办法，在运动后或天热出汗多时，先用水漱口，然后少量多次地饮用常温开水或微温的饮料，可以在水中加入少量盐分，以补充流失的电解质。

夏季虽热，但过度追求瞬间的凉爽会给身体带来不必要的伤害。尤其是胃癌患者，更应注意饮食与生活的调整，通过合理饮食和生活习惯，调养身体。

三、秋季食疗

秋季是一年四季之中万物收获与转折的时期，对于胃癌患者来说，这更是一个需要特别注意饮食调养的季节。中医认为秋季属金，主肃杀，与人体的肺相应，强调"养收之道"。如《黄帝内经》所述："秋三月，此谓容平，天气以急，地气以明……此秋气之应，养收之道也。"意味着秋季应顺应天地之气的变化，注重养阴避燥，以保护人体的肺气。

（一）秋季食疗养生原则

（1）防燥润燥。秋燥主气，易伤人体津液。故食疗应以润燥、滋阴为主，适当增加梨、蜂蜜、银耳等食物的摄入。

（2）养肺护肺。秋季与肺相应，肺主呼吸，与人体的气息息相关，故应增加对肺有益的食物，如白木耳、花生等。

（3）避免食用辛辣刺激性强的食物，避免伤及胃黏膜，加重胃病。

（4）饮食应温润适宜，避免过于寒凉，以免损伤胃气。

（5）多食用富含维生素和微量元素的新鲜蔬菜与水果，如胡萝卜、菠菜、梨等，以增强机体免疫力。

（6）适当增加运动，如打太极拳、散步等，以促进肺气顺畅，增强身体素质。

（二）秋季食疗方案

1. 白木耳银耳羹

材料：白木耳、银耳、冰糖各适量。

做法：白木耳泡发后与银耳一同煮熟，加入冰糖调味。

功效：润肺止咳，滋阴润燥。

2. 梨蜜饮

材料：新鲜雪梨、蜂蜜各适量。

做法：雪梨去皮切块，加水煮汤，食用时加入蜂蜜。

功效：清热生津，润肺养阴。

3. 芝麻糊

材料：黑芝麻、粳米、冰糖各适量。

做法：黑芝麻炒香磨成粉，与粳米一同煮粥，加冰糖调味。

功效：滋阴养血，润燥通便。

4. 百合粥

材料：百合 30g，粳米 100g，白糖适量。

做法：先将百合、粳米用清水洗净，两者一同放入锅中，加入适量清水，用小火慢炖煮成粥，根据口味加入适量白糖。

功效：百合有润肺定心、养阴清热的功效，适合秋季肺燥干咳、心烦失眠等症状。

四、冬季食疗

冬季，作为一年之终，自古以来便被视为养藏之时。如《黄帝内经》所述："冬三月，此谓闭藏。水冰地坼，无扰乎阳。早卧晚起，必待日光。使志若伏若匿，若有私意。若已有得，祛寒就温。无泄皮肤，使气亟夺。此冬气之应，养藏之道也。"这段古文传达了一个深刻的养生道理——在冬季，人应顺应自然界万物闭藏的规律，注重保护身体内的阳气，不仅要保持身体的温暖，还要心态平和，寻找到一种内在的平静与满足。

(一)冬季食疗养生原则

(1) 补肾填精,宜为温补。冬季的寒冷气候容易损伤人体的阳气,特别是肾阳。因此,冬季饮食应注重温补肾阳,选择具有温热性质的食物,如羊肉、牛肉、鸡肉等,以及核桃、黑芝麻等种子类食物。这些食物不仅能增强身体的御寒能力,还能滋养身体,为来年的生机勃发储备能量。

(2) 持续进补,宜适量适度。进补是冬季养生的重要环节,但并非补品越多越好。关键在于适量适度,根据个人体质和实际需要进行调整。过量的补品可能会增加身体负担,导致上火、消化不良等问题。建议选择适合自己体质的食物和补品,避免盲目跟风,造成身体不适。

(3) 少食生冷,多喝粥汤。冬季气候干燥,尤其是北方地区,湿度较低,容易导致皮肤干燥、大便干结等症状。因此,建议减少生冷食物的摄入,多喝粥汤,如小米粥、八宝粥等,多食用含水量高的蔬果,如梨、柚子、白菜等。这些食物能够滋阴润燥,缓解干燥带来的不适。

此外,冬季还应注意保持室内空气湿度,适当使用加湿器,多喝水。

(二)冬季食疗方案

1. 羊肉粥

材料:羊肉 250g,粳米 100g。

做法:先将羊肉烹煮并切碎,与洗净的粳米一同煮成粥,直至熟透。

功效:羊肉性温,有温中补气、暖身养血的效果,适合冬季食用,能帮助胃癌患者抵御寒冷,增强体质。

2. 枸杞胡桃粥

材料:胡桃仁 50g,粳米 100g,枸杞子适量。

做法:将胡桃仁、枸杞子与粳米同煮,煮至粥熟。

功效:胡桃仁和枸杞子均能滋补肝肾,强健筋骨,有助于增强胃癌患者的身体机能,提高免疫力。

3. 龙眼红枣粥

材料:龙眼干 30g,红枣 10 枚,粳米 100g。

做法:将龙眼干、去核的红枣与粳米一同煮成粥。

功效：龙眼干和红枣均为补心益脾、滋补气血的佳品，适合冬季食用，能帮助胃癌患者改善体质，提高抗病能力。

④ 牛肉萝卜汤

材料：牛肉200g，白萝卜1个，生姜3片。

做法：牛肉切块，白萝卜切块，生姜切片，一同放入锅中，加水适量，大火烧开后转小火慢炖至牛肉熟烂。

功效：牛肉补中益气，白萝卜助消化，冬季食用可温中补气，增强体质。

四季变换，为自然界的常规，也为胃癌患者提供了与自然和谐共生、通过食疗调养身体的良机。春季养生重在护肝解郁，夏季强调清凉解暑，秋季注重润燥护肺，冬季侧重温补藏精。每一季节的食疗方案都以帮助患者调和阴阳、补充气血、增强体质为原则，从而为抗击疾病提供更坚实的基础。然而，四季食疗养生仅是辅助癌症患者康复的手段之一。在重视四季食疗养生的同时，绝不能忽视常规的治疗方法及其他综合疗法。临床实践证明，即便是早期胃癌患者，在手术后自觉症状良好，也不可掉以轻心自作主张停止治疗，癌症的复发和转移往往潜藏在"自我感觉良好"的背后。尤其在季节交替之际，更应坚持用药。

总之，四季食疗养生为癌症患者提供了康复支持，但这只是众多治疗方法中的一环。癌症患者的康复之路，需坚持综合调理，包括持续的中西医治疗、适当的运动和良好的心态。

第五节

胃癌患者的中医食疗原则

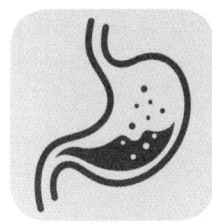

一、固护后天之本——脾胃

在中医理论中，脾胃的健康是维持生命活动的基础，因其负责营养物质的吸收和转化。在日常生活和患病期间，固护脾胃功能就是在保护后天之本。

在肿瘤治疗期间，手术、化疗、放疗都会影响脾胃功能，导致营养吸收不良和身体免疫力下降，不利于肿瘤患者康复。维护脾胃健康不仅是促进营养吸收的关键，也是确保治疗有效的基础。因此，中医在治疗中特别强调调理脾胃，恢复其正常功能，为患者接受后续治疗提供坚实的基础。这意味着在制订胃癌患者的饮食和药物治疗方案时，必须考虑脾胃状况，避免已经虚弱的脾胃功能进一步恶化。而对于那些脾胃功能较差的晚期胃癌患者，其生命的维持往往依赖于非经口途径摄入的营养液，通过前面二章节可知，这种方式可能会带来副作用与并发症，降低患者的舒适度与生存质量。

二、祛邪与扶正相结合

在胃癌患者的治疗过程中，既要祛邪，通过手术、化疗或放疗直接针对肿瘤治疗，也需要扶正，通过饮食和中医药来增强身体本身的恢复力和抗癌能力。饮食在胃癌患者的康复中扮演着双重角色：一方面提供必需的营养以支持身体基本的生理需求；另一方面作为辅助治疗，通过选取具有特定益处的食物来帮助抗击肿瘤。

对于胃癌患者而言，特定的食物不仅能提供充足的能量和营养，帮助身体恢复正常功能，还能增加患者对治疗的耐受性，保护免疫系统和造血功能，从而有效地减少化疗和放疗可能导致的白细胞和血小板减少的副作用。

胃癌患者在保持脾胃功能正常的前提下，可以适当增加一些既含有丰富的营养，又具有抗肿瘤作用的蔬菜和果品，如芥菜、马齿苋、东风菜、香茶菜、黄花菜、生薏苡仁、番杏、核桃、紫菜、海藻、马蹄、菱角和芋头等，当然，具体的还需要根据患者情况在医生的指导下进行选择。

三、辨证施食

在中医理论中，食物不仅仅是营养的来源，也有着调和体质、辅助治疗的作用。食物的四气五味决定了其对身体的影响。例如，当胃癌患者出现热象时，应避免食用温热性食物，比如桂圆、人参等，因为它们可能会助长内火，应该选择性质偏凉的食物，如马齿苋、黄花菜等，可以帮助患者清热解毒，缓解热象。

当胃癌患者脾胃虚弱，应选用能醒脾开胃、健脾和胃的甘温芳香食物，比如山药、佛手等，以增强消化能力、提升体力。如果患者是阳虚引起的症状，如阴疮恶疱，需要补充温阳补气之品，如人参、羊肉等，以帮助恢复阳气，托毒而出。

虽然进食宜根据中医辨证理论进行，但患者也不必完全严格遵循饮食禁忌，而应尝试多样化的食物，但在初试时可只摄入少量，观察自己对这些食物的反应，如果没有不良反应，说明这些食物适合当前的健康状况，可以继续食用。反之，如果食用后出现不适，如因热性食物而感到上火，或因凉性食物引起腹泻等，就应避免再次食用。这种自我观察和调整的方法，能够帮助患者找到最适合自己体质和病情的食物，制订个性化的饮食方案，从而更好地配合治疗进程，促进身体康复。

第六节

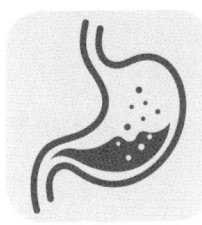

健脾胃中药材概览

下面介绍一些被广泛应用的有助于增强脾胃功能、促进消化吸收的中药材。

① 山药

性味归经：性平，味甘，归脾、肺、肾经。

功效：补脾益肺、固肾益精。适用于脾胃虚弱、食欲不振、疲乏无力、大便稀溏者。

② 红枣

性味归经：性温，味甘，归脾、胃经。

功效：补中益气、养血安神。对于气血不足、脾胃虚弱、食欲不振、精神萎靡有良好的调理作用。

③ 薏苡仁

性味归经：性凉，味甘、淡，归脾、胃、肺经。
功效：健脾利湿、清热排脓。适合脾虚湿盛、食欲不振、身体浮肿者。

④ 生姜

性味归经：性温，味辛，归脾、胃、肺经。
功效：温中散寒、止呕。特别适用于脾胃寒冷、食欲不振、恶心呕吐者。

⑤ 莲子

性味归经：性平，味甘，归心、脾、肾经。

功效：补脾止泻、养心安神。适用于脾虚泄泻、食欲不振、心悸失眠者。

6. 黄芪

性味归经：性温，味甘，归脾、肺经。

功效：补气固表、利水消肿。黄芪能够显著提高机体免疫力，增强脾胃的运化功能，适用于脾气虚弱、食欲不振、身体疲倦无力者。

7. 陈皮

性味归经：性温，味辛、苦，归脾、胃经。

功效：燥湿健脾、调气止咳。适用于脾虚湿阻、胸腹胀满、食欲不振者，能有效促进消化，调和脾胃。

8. 人参

性味归经：性温，味甘、微苦，归脾、胃、肺经。

功效：大补元气、健脾益胃、生津止渴。人参能够显著提升脾胃的运化功能，适用于严重的脾胃虚弱、食欲不振、体力衰竭者。它的补益作用不仅限于脾胃，还能益肺气、增强体力和提高免疫力。

9. 黄精

性味归经：性平，味甘，归脾、肺经。

功效：补脾益气、养阴润燥。适用于脾胃虚弱、食欲不振、身体疲乏、口干舌燥者。

10. 白扁豆

性味归经：性平，味甘，归脾、胃经。

功效：健脾止泻、利湿消肿。它能有效改善由脾胃虚弱引起的消化不良、食欲不振、腹泻等症状。

11. 茯苓

性味归经：性平，味甘、淡，归心、脾经。

功效：健脾益肾、宁心安神。适用于脾虚水肿、记忆力减退、食欲不振者。

12. 芡实

性味归经：性平，味甘，归脾、肾、小肠经。

功效：固肾止遗、健脾止泻。适用于脾虚泄泻、食欲不振、慢性腹泻者。

⑬ 麦冬

性味归经：性凉，味甘，归心、肺、胃经。

功效：养阴润燥、生津止渴。适用于胃阴不足引起的口干舌燥、食欲不振者。

⑭ 甘草

性味归经：性平，味甘，归心、肺、脾、胃经。

功效：补脾益气、清热解毒、调和药性。适用于脾胃虚弱、食欲不振、疲乏无力者。甘草在调和中药方剂中也经常被使用，以调和诸药。

⑮ 山楂

性味归经：性温，味酸甘，归脾、胃、肝经。

功效：消食化积、活血化瘀。适用于消化不良、食欲不振、胸胁胀满者。山楂能促进脂肪消化，适量食用有助于改善脾胃功能。

⑯ 石斛

性味归经：性微寒，味甘，归胃、肾经。

功效：滋阴润燥、益胃生津。适用于脾胃阴虚引起的口干舌燥、食欲不振、大便干结者。

第七节

胃癌术后的药膳调理

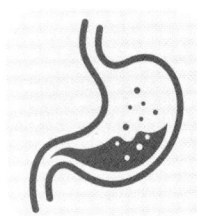

依照中医的理念，药膳是将具有治疗功效的中草药与日常饮食结合的一种食疗方法。它不仅能满足患者对食物的基本需求，还能调节身体机能，实现治疗效果。富含营养和具有补益作用的药膳，可以有效缓解胃癌术后患者常见的体力消耗、食欲不振、易疲劳等症状。

如山药、黄芪、枸杞子、当归和阿胶等，这些都是补益气血，增强身体抵抗力的佳品。同时，富含蛋白质的食物如甲鱼，以及中药材黄精和西洋参，也是恢复期间的优选。蔬菜如胡萝卜、扁豆和各种菇类，尤其是猴头菇，其富含的多糖成分对增强免疫力有特别好的作用。

一些经典的补益药膳，如十全大补汤品，不仅营养丰富，还易于消化吸收。花旗参猴头菇炖乳鸽，不仅味道鲜美，还能改善患者的食欲和增强患者的体力。桂圆炖鸡肉，能温补心脾、养血安神，适合术后体虚者。粥品如参苓粥、枸杞粥和黄芪汤品，简单易做，是日常补养的好选择。以下详细介绍一些胃癌术后的药膳方，供患者可以正常饮食时食用。

① 陈皮红枣饮

食材：陈皮1块，红枣3枚。

性味功效：陈皮性温，味苦、辛；具有理气健脾、燥湿化痰的功效，适用于脾胃气滞、消化不良者。红枣性温，味甘；能补益脾胃、养血安神，适合于气血两虚、脾胃虚弱的人群。

制作方法：将红枣洗净，去核。将陈皮和去核的红枣放入锅中，加入适量清水，用中小火将材料煮沸后，转小火继续煮约20min至汤汁略浓。煮好后过滤掉药渣，留下汤汁即可食用。

食用方法与适宜人群：本品建议每日一剂，可根据个人口味适当调整甜度。适宜胃癌术后出现腹痛、恶心等症状的患者，可帮助调理脾胃，止呕，促进肠道功能恢复。

2. 莱菔粥

食材：莱菔子（萝卜子）约 10g，粳米（大米）约 10g。

性味功效：莱菔子性平，味辛；具有消食导滞、去腐生新的功效，适用于食积不消、腹胀者。粳米性平，味甘；能补中益气、健脾养胃，适合于脾胃虚弱、食欲不振的人群。

制作方法：将莱菔子洗净，备用。如有条件，可先研磨成粉末状，有助于释放其有效成分。锅中加入适量的清水，将莱菔子放入锅中，用小火将其煎煮约 10min，使其有效成分充分溶出，然后加入已洗净的粳米，继续用小火熬煮。待粥煮至米粒酥软，粥汁浓稠即可。

食用方法与适宜人群：本品建议每日一剂，最适宜早餐食用。适合于胃癌术后出现腹胀等症状的患者，可帮助消食除胀，舒缓腹部不适。

3. 桂圆花生粥

食材：红皮或紫皮花生 150g，红枣 5 枚，桂圆 12 个。

性味功效：红皮花生性平，味甘；具有补血养血、润肺止咳的功效。红枣性温，味甘；能补中益气、养血安神。桂圆性温，味甘；能补心益脑、养血安神。

制作方法：红枣去核，桂圆准备好，红皮花生洗净备用。将红枣、桂圆以及红皮花生一同放入锅中，加入适量的清水，用中小火慢炖，直到花生煮熟、汤质浓稠。其间可根据个人口味调整水量，以达到理想的稠度。

食用方法与适宜人群：建议每月食用一次，最适合作为早餐或午餐食用。特别适用于胃癌术后出现贫血症状的患者，有助于补血养血，促进身体恢复。

4. 羊奶山药汤

食材：羊乳 250ml，山药 150g。

性味功效：羊乳性温，味甘；具有补血润燥、强壮身体的功效。山药性平，味甘；能健脾养胃、补肺益肾。

制作方法：将山药清洗干净，去皮切成小块或片。将切好的山药放入锅中，加入 250ml 开水，煮约 30min，直至山药变软。然后将羊乳倒入另一个锅中，加热至沸腾。沸腾后，将煮好的山药连同煮山药的水一并倒入羊乳中，再次煮开。

食用方法与适宜人群：建议每天两次，每次一剂，最适合作为早餐和下午茶的饮品。特别适用于胃癌术后食欲减退、消化功能低下的患者，有助于健脾和胃，促进食欲。

⑤ 山药红枣粥

食材：山药15g，百合15g，红枣3枚，薏苡仁15g，粳米50g，冰糖或蜂蜜适量。

性味功效：山药性平，味甘；能养阴润燥、健脾养胃。百合性凉，味甘；具有润肺清心、养阴止咳的作用。红枣性温，味甘；能补中益气、养血安神。薏苡仁性凉，味淡；有利湿、健脾、清热解毒的功效。粳米性平，味甘；有补中益气、健脾养胃的功效。

制作方法：先将山药、百合洗净，红枣去核，薏苡仁和粳米一起准备好。将所有材料共同放入锅中。加入适量清水，大火煮沸后转小火慢炖，直至粥熟糯。在粥快熟时，可以适量添加冰糖或蜂蜜调味，以增加风味。

食用方法与适宜人群：每天两次，每次一碗，作为早餐和晚餐的营养补充。特别适合经中医诊断为胃阴亏虚的胃部疾病患者食用。

⑥ 参芪鸽肉汤

食材：党参10g，黄芪15g，山药30g，鸽子1只，料酒、食盐、香油各适量。

性味功效：党参性平，味甘；具有补中益气、健脾养血的功效。黄芪性温，味甘；能补气固表、利水消肿、托毒生肌。山药性平，味甘；能补脾胃、益肾气、固精液。鸽子性温，味甘；含有丰富的蛋白质和微量元素，具有补气血、益肾强身的作用。

制作方法：将党参、黄芪、山药仔细清洗干净，去除杂质，干燥后切碎备用。鸽子宰杀后，去除羽毛和内脏，彻底清洗干净，用开水烫熟，随后用冷水冲洗干净。将处理好的鸽子与切碎的党参、黄芪、山药一同放入砂锅中，加入足量清水（水量需没过鸽子）。大火烧开后加入少许料酒，再转小火慢炖约40min。待鸽子肉炖熟后，加入适量食盐调味，搅拌均匀，最后撒上少许香油即可食用。

食用方法和适宜人群：作为主菜食用。适合胃癌术后体质虚弱、需要恢复体力和免疫力的患者。

⑦ 花旗参猴头菇炖鸽子

食材：鸽子1只（约250g），瘦肉250g，花旗参10g，猴头菇30g，枸杞子5g，生姜2片，红枣10g（去核），食盐适量。

性味功效：鸽子性温，味甘；有补气血、增强体力的作用。瘦肉性温，味甘；能补气血、强身健体。花旗参性温，味甘；有补气、生津、安神的效果。猴头菇性平，味甘；能健脾益胃、养心安神。枸杞子性平，味甘；有滋补肝肾、明目、强筋骨的作用。生姜性温，味辛；有解表散寒、止呕、温中下气的作用。红枣性温，味甘；有补中益气、养血安神的效果。

制作方法：将猴头菇提前用清水浸泡，去掉硬木部分后切片备用。花旗参、枸杞子、红枣清洗干净备用。鸽子背部剖开，瘦肉切成小片，用开水焯去血沫。将处理好的鸽子、瘦肉以及花旗参、猴头菇、枸杞子、生姜、红枣一同放入锅中，加入1250ml开水。盖上锅盖，小火焖煮2h，其间可适当翻动，以保证食材均匀受热。最后加入适量食盐调味即可。

食用方法与适宜人群：作为主菜，可边食用鸽子肉边喝汤，猴头菇、花旗参等食材均可食用，根据个人口味调整盐量。本方具有补气补虚、增强体力的作用，特别适合胃癌手术后体质虚弱、需要恢复体力和免疫力的患者。

⑧ 参苓白术粥

食材：人参3g（或党参15g），茯苓15g，芡实15g，薏苡仁10g，生姜3片，粳米100g，冰糖适量。

性味功效：人参性温，味甘；补中益气、生津止渴。茯苓性平味甘；能健脾利湿、宁心安神。芡实性平味甘；能益肾固精、健脾止泻。薏苡仁性凉味甘；能除湿利水、健脾止泻。生姜性温味辛；有解表散寒、止呕、温中下气的作用。粳米性平味甘；可补中益气、健脾养胃。

制作方法：将人参和生姜切碎，茯苓切末。薏苡仁和芡实浸泡30min后，取出备用。先熬制人参、生姜、茯苓、薏苡仁和芡实的药汁两次，将两次熬出的药汁合并，接着将合并后的药汁与粳米一同放入锅中，加水适量。待粥煮至粳米熟透，最后加入适量冰糖调味即可。

食用方法与适宜人群：每日早晚各一次，可作为早餐或晚餐食用。本方具有补脾胃、益气养血的功效，适宜胃癌术后体质虚弱、需要恢复脾胃功能、增强体力和免疫力的患者。

⑨ 灵芝黄芪瘦肉汤

食材：灵芝10g，黄芪10g，枸杞子15g，瘦肉10g，生姜、胡椒、食盐各适量。

性味功效：灵芝性平，味甘；有补气安神、强心免疫的功效。黄芪性温，味甘；能补气固表、利水消肿、托毒生肌。枸杞子性平，味甘；有滋补肝肾、益精明目的效果。瘦肉性温，味甘；有补中益气、滋阴润燥的作用。生姜性温，味辛；能散寒止呕、温中下气。胡椒性热，味辛；有温中散寒、健胃消食的功效。

制作方法：将瘦肉清洗干净后剁碎，用开水余烫去血水并沥干。把灵芝、黄芪、枸杞子、生姜、胡椒和处理好的瘦肉放入锅中，加入适量清水。火烧开后转小火慢炖，至肉熟烂，调入食盐即可食用。

食用方法与适宜人群：作为日常膳食的一部分，适合早、晚两餐食用。此汤品具有补气养血、强身健体的功效，适合胃癌术后恢复期的患者，尤其适用于体质虚弱、脾胃虚弱的患者。灵芝的加入更能安神益智，帮助改善睡眠质量。

⑩ 人参黄芪粥

食材：黄芪30g，人参15g，粳米100g，冰糖少许。

性味功效：黄芪性温，味甘；有补气固表、利水消肿、托毒生肌的功效。人参性温，味甘；具有补元气、生津止渴、安神益智效果。粳米性平，味甘；能补中益气、健脾养胃。冰糖性凉，味甘；有滋阴润肺、和胃止痛的作用。

制作方法：先将黄芪和人参清洗干净后切成薄片，放入清水中浸泡约30min。将浸泡好的黄芪和人参连同泡药的水一起倒入锅中，加入清洗干净的粳米。大火烧开后转小火，慢炖至粥熟。根据个人口味加入适量冰糖调味，煮至冰糖完全溶解即可。

食用方法与适宜人群：作为早餐或晚餐食用，温热食用效果最佳。此粥品味甘性温，具有扶正补虚、健脾胃、滋肾填精、滋补肝肾、改善机体功能的综合效果，特别适合体质虚弱、免疫力低下、疲劳过度的人群，以及需要增强体质和恢复元气的患者。

⑪ 石斛粥

食材：石斛15g，黄精10g，枸杞子10g，粳米100g，冰糖适量。

性味功效：石斛性凉，味甘；有滋阴生津、益胃生津的作用。黄精性平，味甘；能补气养阴、强健脾胃。枸杞子性平，味甘；有滋补肝肾、益精明目的效果。粳米性平，味甘；有补中益气、健脾养胃的功效。

制作方法：石斛、黄精和枸杞子用清水浸泡约 30min 后取出。将石斛、黄精和枸杞子与事先泡好的粳米放入锅中，加入适量清水，开始煮粥，先用大火煮沸，再转小火慢炖至粳米熟透，粥汁黏稠。根据个人口味，可在粥即将煮好时加入适量冰糖调味。

食用方法与适宜人群：建议早晚温热食用，可经常食用作为日常营养补充。适用于胃癌患者术后恢复期食用，特别适用于阴虚内热、胃阴不足引起的口干舌燥、食欲不振者。

第八节

胃癌化疗、放疗的药膳调理

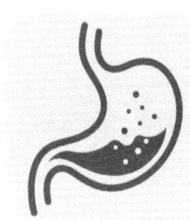

食疗,作为一种辅助治疗手段,通过合理的饮食调整和特定营养素的补充,能够在一定程度上缓解化疗和放疗带来的副作用。合适的食疗方案不仅可以减轻患者的身体不适,还能提供营养支持,增强患者的体质和免疫力,帮助患者更好地应对治疗,从而促进治疗效果的提升和患者生存质量的改善。下面介绍一些针对放疗、化疗副作用的具体食疗药膳。

一、减轻恶心和呕吐药膳

1. 清热健脾粥

食材:薏苡仁 50g,白扁豆 30g,生姜 3 片,粳米 100g。

功效:薏苡仁有利水渗湿、健脾胃的作用;白扁豆健脾止泻;生姜温中散寒、缓解恶心呕吐。

制作方法:薏苡仁、白扁豆清洗干净,提前浸泡 30min。将薏苡仁、白扁豆与粳米一同放入锅中,加入适量清水,大火煮沸后,加入生姜片。转小火慢炖至粥熟稠,即可食用。

2. 陈皮山药汤

食材:陈皮 5g,山药 50g,粳米 100g,红糖适量。

功效:山药养阴健脾,陈皮理气调中,合用可缓解化疗引起的恶心呕吐。

制作方法:山药去皮,切成小块,陈皮提前用温水泡软。将山药、陈皮与粳米一同加入锅中,加入足够的水。大火煮开后,转小火慢炖至粥成。根据个人口味加入红糖调味。

3. 枸杞红枣茶

食材:枸杞子 15g,红枣 10 枚,生姜 3 片。

功效：枸杞子养肝明目，红枣补血安神，生姜散寒止吐。

制作方法：将红枣洗净，去核，与枸杞子一起放入茶壶中。加入适量的生姜片和清水。用沸水冲泡，盖上盖子浸泡10min后饮用。

④ 薏苡仁莲子粥

食材：薏苡仁50g，莲子30g（去心），小米20g。

功效：薏苡仁健脾利湿，莲子补脾止泻，小米养胃润燥。

制作方法：将薏苡仁、莲子、小米清洗干净，莲子提前泡发。把所有原料放入锅中，加入适量的水。大火烧开后转小火慢炖至粥稠，即可食用。

⑤ 生姜茶

食材：新鲜生姜一小块（10～15g），蜂蜜适量。

功效：生姜具有显著的暖胃和止呕作用，可以有效缓解因化疗引起的恶心和呕吐症状。生姜中的姜辣素还可以促进血液循环，提高身体抵抗力。

制作方法：生姜洗净，用刀拍扁后切成薄片。将清水倒入锅中，加入生姜片。将水煮沸后，转小火继续煮5～10min，让生姜的成分充分煎出。关火，用漏网或茶滤器过滤掉生姜片。将生姜水倒入杯中，根据个人口味可加入少量蜂蜜调味。在感到恶心时饮用，每日2～3次，每次一小杯。

⑥ 薄荷茶

食材：新鲜薄荷叶或干薄荷叶5～10g。

功效：薄荷具有清凉解热、促进消化的作用，对于缓解化疗引起的恶心、胃部不适有很好的帮助。同时，薄荷的清新香味能够提振精神，缓解化疗期间的疲劳感。

制作方法：将新鲜的薄荷叶洗净，或者准备适量的干薄荷叶。将清水倒入锅中，加热至沸腾。加入薄荷叶，关火，盖上锅盖，让其浸泡5～10min。用漏网或茶滤器过滤掉薄荷叶。

二、提高食欲药膳

① 健脾益气粥

食材：黄芪20g，党参15g，白扁豆30g，粳米100g，红糖或枸杞子各适量。

功效：补中益气，健脾开胃。

制作方法：先将黄芪、党参、白扁豆洗净，与粳米一同放入锅中。加入适量清水，大火煮沸后转小火熬煮，直至粥熟黏稠。可适量添加红糖或枸杞子提味。

② 山药扁豆猪肚汤

食材：猪肚一个（预先清洗干净），山药 50g，白扁豆 50g，生姜 3 片。

功效：健脾养胃，补气益血。

制作方法：山药去皮切块，白扁豆清洗干净。猪肚切块，与山药、白扁豆和生姜一同放入炖锅。加入足够的水，用小火慢炖 2～3h，调味后食用。

③ 薏苡仁红豆粥

食材：薏苡仁 30g，红豆 30g，小米 50g，红糖适量。

功效：薏苡仁利湿健脾，红豆补血，小米养胃。

制作方法：将薏苡仁和红豆提前浸泡 2h。把浸泡好的薏苡仁、红豆与小米一同放入锅中，加入适量清水。大火煮开后转小火慢炖，直至粥体黏稠。根据个人口味加入适量红糖。

④ 鲫鱼冬瓜汤

食材：鲫鱼 1 条（约 250g），冬瓜 200g，生姜 3 片。

功效：鲫鱼补气益血，冬瓜利水消肿。

制作方法：鲫鱼去鳞去内脏清洗干净，用生姜片擦拭鱼身去腥。冬瓜去皮切块。将鲫鱼、冬瓜和生姜放入锅中，加入适量清水。大火煮沸后转小火炖至鲫鱼熟透，冬瓜变软，调味后食用。

⑤ 枸杞炖鸡

食材：土鸡半只（约 500g），枸杞子 15g，红枣 10 枚，生姜 3 片。

功效：枸杞子滋补肝肾，红枣补血安神。

制作方法：将土鸡洗净切块，红枣洗净去核。将鸡块、枸杞子、红枣和生姜放入炖锅中，加入适量清水。用小火慢炖 2h，直至鸡肉熟烂，调味后食用。

⑥ 山药枸杞粥

食材：山药 50g，枸杞子 10g，粳米 100g。

功效：山药健脾养胃，枸杞子滋补肝肾。

制作方法：将山药去皮切小块，粳米清洗干净。将山药、枸杞子和粳米放入锅中，加入适量清水。大火煮开后转小火熬煮，直至粥熟黏稠。

⑦ 酸奶搭配水果

食材：低脂或无脂酸奶 1 杯，新鲜水果（如草莓、蓝莓或香蕉）适量。

功效：酸奶和水果的组合不仅能提供丰富的营养，还能刺激食欲，特别适合胃口不佳的患者作为早餐或下午茶食用。

制作方法：选择喜欢的新鲜水果，清洗切片或切块。将切好的水果放入碗中，倒入酸奶，轻轻搅拌均匀即可享用。

三、缓解口腔溃疡药膳

① 金银花露茶

食材：金银花 10g，甘草 5g，绿茶 3g。

功效：金银花清热解毒，甘草和中润燥，绿茶清心提神。

制作方法：将金银花、甘草与绿茶一同放入茶壶，加入 500ml 开水冲泡，10min 后即可饮用。

② 冰糖炖雪梨

食材：雪梨 2 个，冰糖适量。

功效：雪梨有生津止渴、清热润燥的功效。

制作方法：将雪梨洗净去皮去核，切成小块，放入炖盅，加入适量冰糖，隔水炖 1h。

③ 菊花蜂蜜茶

食材：干菊花 10g，蜂蜜适量。

功效：菊花清热解毒，蜂蜜润燥止痛。

制作方法：将干菊花泡在热水中 5~10min，待水温适中时加入蜂蜜搅拌均匀。

4. 西瓜霜润喉茶

食材：西瓜霜粉末 5g，枸杞子 10g。

功效：西瓜霜清热解毒、润喉止痛，枸杞子滋补肝肾。

制作方法：将西瓜霜粉末与枸杞子加入开水中冲泡，待 5min 后饮用。

5. 温盐水漱口

食材：温水一杯，食用盐一小勺。

功效：盐水漱口可以清洁口腔，减少细菌感染，有助于口腔溃疡的愈合。

使用方法：将一小勺食用盐溶解在一杯温水中。用这杯盐水慢慢漱口，每次漱口时间约 30s，然后吐掉。每日重复使用几次，特别是在进食后和睡前。

6. 乳酸菌饮品

食材：乳酸菌饮品（如酸奶）。

功效：乳酸菌可以帮助维持口腔内的微生物平衡，有助于改善和预防口腔溃疡。同时，酸奶中的乳酸菌能促进消化，增强身体免疫力。

使用方法：每天饮用适量的乳酸菌饮品，如酸奶。

四、促进消化药膳

1. 山药粥

食材：山药 50g，粳米 100g，红枣 10 枚。

功效：山药健脾益胃，粳米补中益气，红枣滋养血脉。

制作方法：将山药洗净去皮切片，粳米洗净，红枣去核。将三者加入锅中，加适量清水，煮成粥。

2. 莲子百合炖瘦肉

食材：莲子 30g，百合 30g，瘦肉 100g，生姜 3 片。

功效：莲子益脾止泻；百合润肺安心；瘦肉易消化，补充蛋白质，提高免疫力。

制作方法：将莲子、百合洗净，瘦肉切块，生姜切片。将所有材料加入炖锅，加入足够水，小火慢炖 2h。

③ 生姜枣茶

食材：新鲜生姜 3 片，红枣 5 枚。

功效：生姜温中散寒，红枣补气养血。

制作方法：将生姜洗净切片，红枣去核。将生姜、红枣加入水中，煮沸后小火煮 20min，过滤渣滓。

五、改善贫血药膳

① 党参黄芪炖鸡

食材：党参 15g，黄芪 20g，母鸡 1 只（约 1000g）。

功效：党参黄芪能补气养血、强健脾胃，母鸡补中益气。

制作方法：将母鸡洗净后与党参、黄芪放入炖锅中，加适量清水，用文火慢炖至鸡肉熟烂。

② 枸杞红枣粥

食材：枸杞子 15g，红枣 10 枚，粳米 100g。

功效：红枣养血安神，枸杞子养肝明目，粳米健脾养胃。

制作方法：将粳米洗净，红枣去核，与枸杞子一同放入锅中，加适量水煮成粥。

③ 五红汤

食材：红枣 10～15 枚，红豆 50g，红皮花生 50g，枸杞子 20g，红糖适量。

功效：五红汤不仅能补血养气，还能辅助提高身体的免疫力和恢复体力，特别适合化疗后的恢复期患者食用。

制作方法：红豆提前用水浸泡 1h，红枣、红皮花生、枸杞子洗净。红枣可去核。将红豆、红枣、红皮花生、枸杞子一同放入锅中，加入适量清水，大火煮沸后转小火慢炖约 90min。加入适量红糖继续煮 30min 至所有材料熟透、汤色红润。

六、缓解化疗引致的肝损伤药膳

1. 枸杞菊花茶

食材：枸杞子 10g，菊花 10g。

功效：明目养肝，清肝火。

制作方法：将枸杞子和菊花加入开水中泡 10min 后饮用。

2. 牛肝菌炖鸡汤

食材：牛肝菌 100g，鸡肉 250g，生姜 3 片。

功效：补肝益气，增强肝脏解毒能力。

制作方法：鸡肉洗净切块，与牛肝菌和姜片一同放入砂锅中，加水适量煲汤，大火烧开后转小火炖至肉烂。

3. 茵陈蒿汤

食材：茵陈蒿 30g，红枣 10 枚，猪瘦肉 100g。

功效：清热解毒，保护肝脏。

制作方法：将茵陈蒿洗净，红枣去核，猪瘦肉切块。将所有材料加入锅中，加入足量水，大火煮沸后转小火炖 1h。炖好后去掉茵陈蒿，加盐调味即可食用。

4. 垂盆草粥

食材：垂盆草 20g，粳米 100g，枸杞子 10g。

功效：促进消化，保护肝脏。

制作方法：垂盆草洗净，用水浸泡 30min。将垂盆草和粳米加入锅中，加入适量水，大火煮沸后转小火熬煮成粥。粥熬好后加入枸杞子，继续煮 5min 即可。

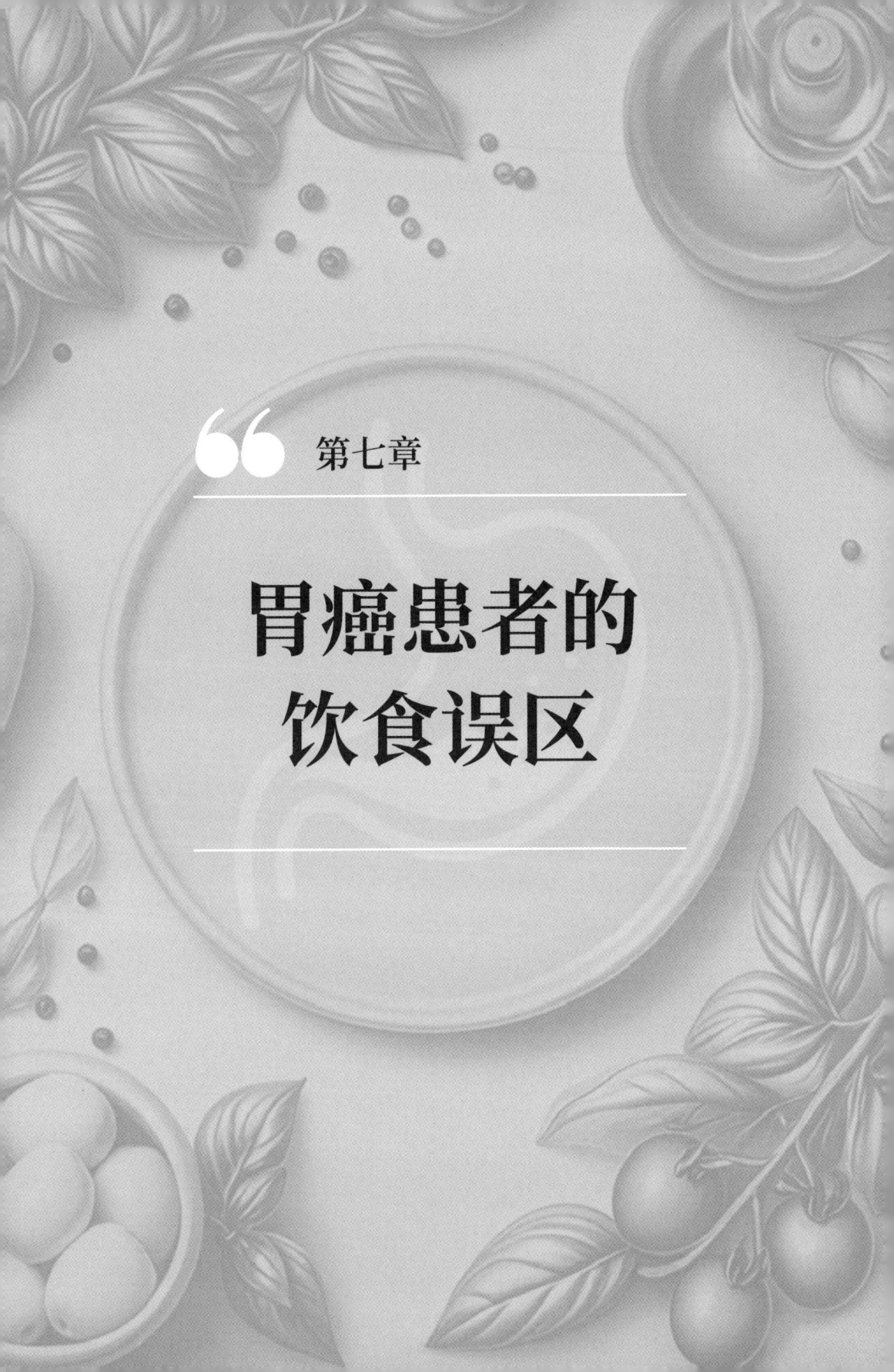

第七章

胃癌患者的饮食误区

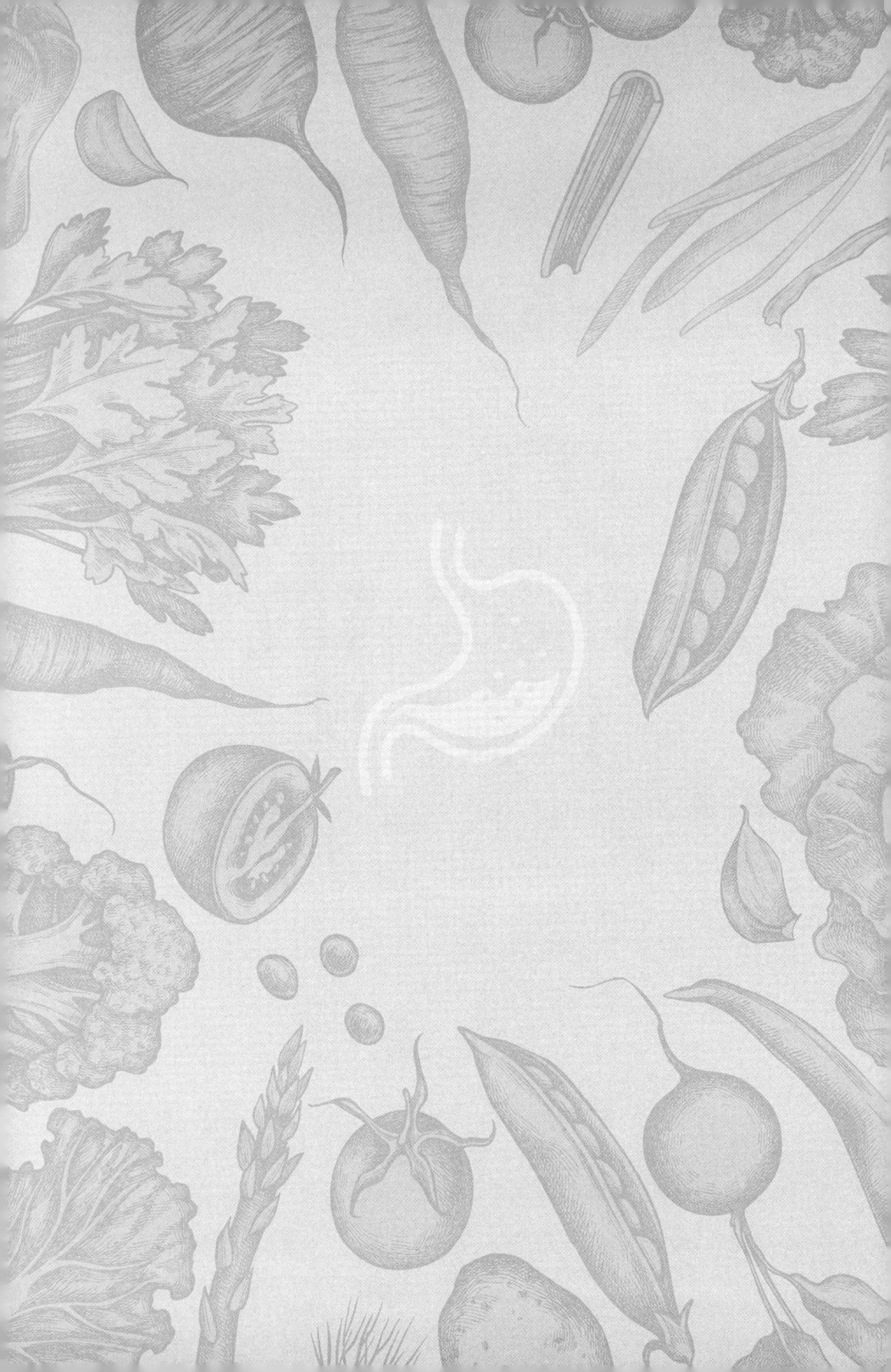

第一节

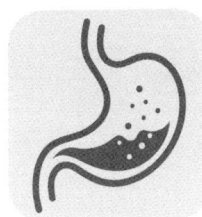

食疗是"减效版"的药物

在胃癌患者的康复过程中,食疗常被寄予过高期望,甚至被误认为是"减效版"的药物。然而,这种观念是不正确的。任何治疗方案都应以医学干预为主,食疗只能作为辅助手段,切不可本末倒置。

食疗的核心价值在于通过合理的饮食搭配,帮助患者维持营养平衡、增强免疫力、减轻治疗副作用,并为身体康复提供支持。然而,食疗的作用是辅助性的,而非治疗性的。它无法直接对抗肿瘤,更无法替代手术、化疗、放疗等医学手段。一些患者试图通过食疗治愈胃癌,甚至拒绝正规治疗,这种做法可能延误病情,错失最佳治疗时机。此外,盲目追求某些所谓的"抗癌食物",大量摄入单一食物,可能影响营养的全面性和均衡性,反而对健康不利。同时,胃癌患者在制定饮食方案时,建议咨询医生或营养师的意见。

第二节

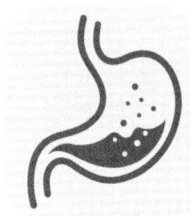

发物一点都不能吃

胃癌患者发物一点都不能吃。这是错误的。胃癌患者在得知患病后讨论较多的是，什么是发物，发物有哪些，到底能不能吃，要坚决忌口吗。其实过去民间认为的"发物"，是指能引起旧疾复发或新疾加重的食物，有羊肉、牛肉、鸡肉、大蒜、韭菜、竹笋、莴苣、海鲜等。其中大部分都是胃癌患者日常食用并且十分喜爱的食物，但又担心引起病症的加重，于是避而不食。实际上，关于发物会引起癌症的复发还缺乏足够的证据，至少到目前为止，还没有因食用所谓发物而导致癌症复发的病例的明确记录。如果食用后没有感觉到不舒服，就可以放心吃，只是注意均衡适量即可。

首先，每个胃癌患者的情况都是不同的，饮食选择也应该个体化。患者应该根据自己的身体状况、治疗阶段和个人偏好来调整饮食。其次，保持饮食的多样性和均衡性是非常重要的。胃癌患者应该摄入足够的蛋白质、维生素和矿物质，以支持身体的修复和维持免疫功能。最后，适量摄入是关键。即使是健康食物，过量摄入也可能带来身体负担。患者应该根据自己的能量需求和消化能力来调整食物的摄入量。

第三节

想"饿死"癌细胞

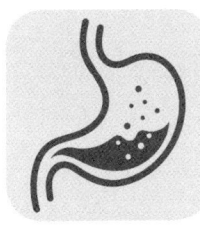

在面对胃癌这样的重大疾病时，许多患者和家属都急切寻找各种治疗方法，希望能够找到抗击癌症的有效手段。饮食调养作为一种辅助疗法，常常受到患者的重视。其中，关于"通过饥饿'饿死'癌细胞"的观点在一些胃癌患者中流传甚广。这种方法主张通过极端限制饮食，减少对癌细胞的营养供给，以达到消灭癌细胞的目的。然而这真的是一个有效的方法吗？

实际上，这是一种误解。在肿瘤生长过程中，癌细胞会同机体争夺营养，极易引起营养不良甚至恶病质，加之一些患者在接受手术、放射、化学等治疗后，机体的免疫功能几乎降到最低。如果这个时候营养仍然不足，处于饥饿状态，人体的免疫功能将继续降低，抗癌能力将进一步削弱，加速了身体消耗，反而更有利于癌细胞的发展，使得患者感觉更加疲劳无力，也会加剧体重减轻，甚至出现恶病质。

所以我们说，忌口不宜太严，食谱不宜太窄，应注意饮食的营养均衡，以高蛋白、高维生素为主，提高机体的免疫功能和抗癌能力。高蛋白食物如鱼、肉、蛋和豆制品，它们不仅能提供必需的氨基酸，还有助于维护患者的肌肉量和身体力量，以弥补肿瘤的过分消耗，提高人体的免疫功能、抗癌能力和生存质量。同时患者可能会出现食欲减退、消化吸收不良等症状，导致能量摄入不足，合理安排碳水化合物的摄入，尤其是选择一些容易消化吸收、营养价值高的碳水化合物食物，如全谷物、燕麦、土豆、南瓜等，可以有效地帮助患者补充能量，降低体重下降的风险。

同时，患者在摄入碳水化合物时，也应避免过量摄入简单糖类食物，如含糖饮料、糖果、甜点等，这些食物虽然能快速提供能量，但是营养价值相对较低，容易导致血糖快速升高后迅速下降，对患者的身体健康不利。

总之，胃癌患者的饮食调理应该追求营养均衡，高蛋白和适当的碳水化合物都是其饮食计划中不可或缺的部分。此外，膳食中还应包含足够的蔬菜和水果，以保证维生素和矿物质的充足供应，帮助患者提高身体的抗癌能力，促进健康恢复。

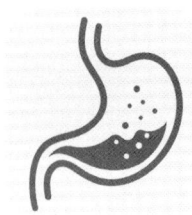

第四节

盲目依赖保健品

针对胃癌患者,常有人追求通过营养保健品来辅助治疗,寄希望于冬虫夏草、海参、灵芝等被广泛宣传的具有抗癌功效的食品。然而,我们需要明确一点,迄今为止,并没有足够的科学研究证据表明这些所谓的抗癌食品和保健品能直接参与抗癌作用或促进病情康复。

癌症的发展是一个复杂的生物学过程,涉及细胞增殖失控和程序性细胞死亡的失衡。胃癌的治疗需要依赖现代医学的综合治疗方案,包括但不限于手术、化疗、放疗等方式。虽然营养和健康状态对于患者的整体康复有重要影响,但保健品并不能取代正规的医疗治疗。

对于胃癌患者而言,合理的饮食和营养支持是康复过程中不可或缺的一部分。合理饮食指的是根据患者的实际情况,提供充足的蛋白质、维生素和矿物质等,以支持身体正常的生理需求和促进病后康复。在营养支持方面,应依据医生和营养师的建议进行选择,而不是盲目追求保健品。

过度依赖或盲目服用保健品,不仅可能无益于疾病的治疗和康复,而且有时还可能因为保健品中含有的某些成分与癌症治疗药物发生相互作用而影响治疗效果,甚至带来不必要的风险和副作用。此外,保健品的质量参差不齐,部分产品可能存在安全隐患。

因此,对于胃癌患者来说,最重要的是遵循医生的指导,进行科学规范的治疗。在饮食和营养方面,应通过均衡的饮食摄入必要的营养物质,必要时可以在专业人士的指导下适量补充一些营养素,而不是盲目依赖保健品。

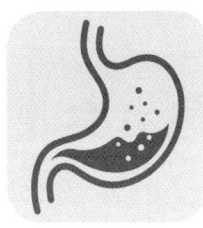

第五节

吃饭只喝汤不吃肉

在传统文化中,煲汤被视为补充营养、改善身体的饮食方式选择。尤其对于胃癌患者而言,流质或半流质食物往往被认为是更易于消化吸收的饮食方式选择。然而,目前存在一个广泛的误区——许多人认为,汤中(特别是肉汤)含有所有必要的营养成分,营养物质主要存在于汤水之中,汤中的食材已经没有了营养,因此选择"只喝汤不吃肉"。事实上,这一饮食习惯并不科学,可能会导致营养不均衡,甚至加剧营养不良的风险。

肉类及鱼类汤虽然能提供一定量的脂肪和能量,但大部分蛋白质及营养物质依然保留在固体食物中。汤的主要成分是水,虽然能够提供一定的矿物质,但其营养密度并不高,尤其某些蛋白质和维生素。对于正在经历治疗或恢复期的胃癌患者来说,蛋白质是修复组织、维持免疫系统正常运作的关键营养素,而这些营养素主要通过熬汤的肉或者鱼摄入,如果只喝汤不吃肉可能会引起蛋白质摄入不足。

对于那些有吞咽困难、咀嚼困难的患者,或是按医嘱需要摄入流质或半流质食物的患者,确实需要特别的饮食安排。在这种情况下,只喝汤并非最佳的选择。现代营养学推荐将蔬菜、肉类等食材煮至软烂后捣碎或熬煮成粥,以确保食物的软烂程度适合患者食用,同时也能最大限度地保留食材中的营养成分。此外,水果可以通过榨汁机榨成果汁,以便于患者摄取其中的维生素和矿物质。

总而言之,胃癌患者在饮食调理上应追求营养均衡,避免陷入"只喝汤不吃肉"的误区。

第六节

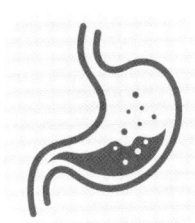

将辛辣食物列入胃癌患者食谱"黑名单"

传统观念认为,辛辣等刺激性食物会加重胃部的负担,影响胃黏膜的修复,甚至促进癌细胞的生长。然而,近年来的一些研究和实践经验表明,辛辣食物对癌症患者的影响并非完全是负面的。所以胃癌患者在饮食上并不是完全禁食辛辣,而是需要注重个体化考量,在适当的时机食用,反而会产生好效果。

确实有研究显示,过量摄入辛辣食物可能对胃黏膜造成一定刺激,导致胃部不适,特别是对于胃部已经较为脆弱的胃癌患者来说,过多的辛辣刺激可能会加重症状。因此,在治疗初期或病情较重的阶段,建议患者避免摄入过多辛辣食物。

然而,辛辣食物对于提高食欲、增加营养摄入方面有一定积极作用。一些地区的饮食文化中,辛辣食物是重要的饮食组成部分,对于长期习惯辛辣食物的患者而言,适当的辛辣刺激可能有助于改善食欲。此外,有研究表明辛辣食物如辣椒中含有的辣椒素等成分有一定的健康益处,可以促进血液循环、增强身体代谢等。

因此,胃癌患者应根据个人的具体情况来判定是否摄入辛辣食物。对于那些病情稳定、胃部症状较轻的患者,可以在医生的指导下适量尝试,观察身体的反应,如果感觉舒适,就可以适量食用,注意控制辛辣的程度和频率即可,如果感觉不适,应避免再次食用。

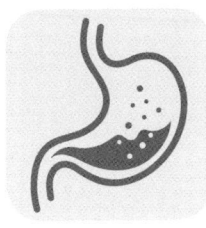

第七节

认为单一食物抗癌有奇效

在胃癌治疗领域,科学的医疗手段如手术、化疗和放疗是对抗疾病的重要武器。然而,一些胃癌患者和家属出于对治疗过程中可能出现的副作用的担忧,或是被"瞬间治愈"的幻想所吸引,开始寻求所谓的"奇效"食疗方法。他们错误地认为,通过食用某种特定的食物,就能够替代正规的医疗治疗。这种观念不仅缺乏科学依据,而且可能对患者的健康产生严重的负面影响。

以芋头为例,某电视专家在讲座中宣称芋头具有抗癌功效,一位胃癌患者听信了电视专家的建议,每天坚持食用大量芋头,希望能通过这种方式治愈癌症。然而,随着时间的推移,该患者病情未见好转,反而因为长期摄入单一食物,导致了营养不均衡和食欲的下降,进而影响了身体的整体健康状况。芋头确实是一种营养价值较高的食物,含有多种维生素和矿物质,对健康人群来说是一种不错的膳食选择。然而,对于胃癌患者而言,单一食物的食疗方法并不能替代正规治疗。当芋头成为日常饮食的主要部分时,不仅可能导致营养不均衡,还可能因其较高的纤维素含量而加重胃部不适,进而引发更多的健康问题。这一例子警示我们,任何食疗方法都应以科学研究为基础,不能盲目相信所谓的"专家"之言,要以事实为依据,不可轻信未经验证的信息。

食疗在胃癌的康复过程中确有其辅助作用,它可以帮助患者改善营养状况,增强身体素质。然而,食疗也需要讲究科学的方法,单一食疗永远不能取代正规医疗治疗。在追求治愈疾病的道路上,我们不能忽视医学专业的指导,也不能过分依赖于某种单一食物的"神奇"效果。在医生的指导下,结合自身病情选择合适的治疗方案,配合科学合理的营养摄入,才是对抗胃癌、赢得健康的正确途径。